ÉTICA E FORMAÇÃO DE PROFESSORES
política, responsabilidade e autoridade em questão

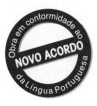

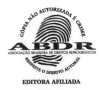

EDITORA AFILIADA

Dados Internacionais de Catalogação na Publicação (CIP)
(Câmara Brasileira do Livro, SP, Brasil)

Ética e formação de professores : política, responsabilidade e autoridade em questão / Antonio J. Severino... [et al.] ; Francisca Eleodora Santos Severino, (org.). — São Paulo : Cortez, 2011.

Outros autores: Cleoni Maria Barboza Fernandes, Gomercindo Ghiggi, Pedro Goergen, Valdemir Guzzo
ISBN 978-85-249-1733-2

1. Cidadania 2. Ética 3. Professores - Formação profissional I. Severino, Antônio J. II. Fernandes, Cleoni Maria Barboza. III. Ghiggi, Gomercindo. IV. Goergen, Pedro. V. Guzzo, Valdemir. VI. Severino, Francisca Eleodora Santos

11-04181   CDD-370.71

Índices para catálogo sistemático:
1. Ética e formação de professores : Educação   370.71
2. Ética e formação docente : Educação   370.71

Antônio J. Severino
Cleoni Maria Barboza Fernandes
Francisca Eleodora Santos Severino (Org.)
Gomercindo Ghiggi
Pedro Goergen
Valdemir Guzzo

ÉTICA E FORMAÇÃO DE PROFESSORES

política, responsabilidade e autoridade em questão

1ª edição
2ª reimpressão

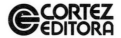

ÉTICA E FORMAÇÃO DE PROFESSORES: política, responsabilidade e autoridade em questão
Antônio J. Severino / Cleoni Maria Barboza Fernandes / Francisca Eleodora Santos Severino (Org.) / Gomercindo Ghiggi / Pedro Goergen / Valdemir Guzzo

Capa: Cia. de Desenho
Preparação de originais: Ana Paula Luccisano
Revisão: Ana Paula Ribeiro
Composição: Linea Editora Ltda.
Coordenação editorial: Danilo A. Q. Morales

Nenhuma parte desta obra pode ser reproduzida ou duplicada sem autorização expressa dos autores e do editor.

© 2011 by Autores

Direitos para esta edição
CORTEZ EDITORA
Rua Monte Alegre, 1074 – Perdizes
05014-001 – São Paulo – SP
Tel.: (11) 3864-0111   Fax: (11) 3864-4290
E-mail: cortez@cortezeditora.com.br
www.cortezeditora.com.br

Impresso na Índia – fevereiro de 2014

Sumário

PREFÁCIO
Pedro Goergen 7

APRESENTAÇÃO
Francisca Eleodora Santos Severino 15

CAPÍTULO 1 Ética e autoridade em Programas de Formação de Professores: diálogos com Paulo Freire
Gomercindo Ghiggi 27

CAPÍTULO 2 As dimensões ética e política na formação docente
Valdemir Guzzo 43

CAPÍTULO 3 Formação de professores, ética, solidariedade e cidadania: em busca da *humanidade* do humano
Cleoni Maria Barboza Fernandes 58

CAPÍTULO 4 Ética e responsabilidade social no ensino superior
Francisca Eleodora Santos Severino 78

CAPÍTULO 5 Educação para a responsabilidade social: pontos de partida para uma nova ética
Pedro Goergen 93

CAPÍTULO 6 Formação e atuação dos professores: dos seus fundamentos éticos
Antônio Joaquim Severino 130

Prefácio

O desenvolvimento de sociedades em formação como a brasileira depende de vários fatores, todos considerados prioritários e indispensáveis. Imediatamente nos lembramos da saúde, da habitação, da economia, da alimentação, da segurança, do trabalho, da educação etc. Muitas vezes, destaca-se a educação sob o argumento de que nenhum país conseguiu realizar seus sonhos de desenvolvimento sem investir muito em educação. Os *tigres asiáticos* são referidos como exemplo. Na verdade, a vida social é um todo orgânico que só se desenvolve com o incremento harmônico de todas as suas partes. No entanto, é possível dizer que a educação exerce um papel-chave na medida em que ela trata da formação dos indivíduos, agentes de todo o desenvolvimento. Se postularmos a democracia e a justiça social como requisitos básicos da organização social, não é possível imaginar que tais objetivos possam ser alcançados sem acesso universal à educação de qualidade. Em especial, na sociedade dita do conhecimento, o acesso à educação de qualidade é um requisito fundamental para o exercício da cidadania.

A ênfase posta na educação também decorre de uma razão negativa, ou seja, da secundarização da educação frente ao fator econômico, considerado a locomotiva do progresso. De fato, há que distinguir entre a valorização discursiva e a valorização efetiva da educação como fator de desenvolvimento. Em especial, os políticos não se cansam de asseverar que a prioridade primeira deve ser a educação porque sem ela não haverá desenvolvimento. Apesar do discurso, não há uma decidida opção política, com todas as consequências que isso implica, a favor da educação. As razões disso certamente residem, de um lado, no fato de que os investimentos em educação apenas surtem efeitos a médio ou longo prazos e, por isso, não atendem às urgências mais prementes da população e, de outro, porque não rende dividendos políticos junto a uma população obrigada a pensar em clave de curto prazo.

No interior do capitalismo, especialmente na sua recente versão neoliberal, registra-se o predomínio da ideia economicista de progresso, como se fora a economia sozinha a locomotiva a puxar atrás de si todos os vagões da sociedade. Tal postura assenta sobre um modelo classista de sociedade no qual importa o bem-estar das elites que, assim se pensa, viveriam melhor se não tivessem que carregar o peso morto dos setores economicamente improdutivos. No entanto, as recentes crises demonstram a inviabilidade desse projeto. Parece tornar-se sempre mais evidente que o desenvolvimento é inviável se não for universal e para todos. Visto dessa maneira, qualquer projeto de desenvolvimento depende essencialmente da educação.

Ao mesmo tempo, parece estar se tornando cada vez mais claro que a instrumentalização da educação como condição de desenvolvimento econômico, embora importante, representa apenas uma faceta da educação e, talvez, nem sequer a mais importante para o desenvolvimento humano. A tônica economicista, hoje predominante, precisa ser complementada pelo enfoque do direito de cada ser humano de desenvolver-se em todas as dimensões, mediante o acesso aos bens materiais e culturais produzidos socialmente. Ora, isso pressupõe a integração social, o que não é possível sem o acesso e domínio, ou seja, sem o acesso à educação.

Na verdade, isto já se encontra subentendido nos ideais da Revolução Francesa da liberdade, igualdade e fraternidade. A trajetória já é longa, mas ainda não conseguimos aproximar-nos destes objetivos, considerados inerentes aos direitos do homem. O capitalismo conduziu-nos pelo caminho diverso da sociedade de classes, estranho àqueles ideais. O socialismo apresentado como uma alternativa à sociedade de classes, perdeu terreno a partir da Primeira Guerra Mundial. A sociedade do bem-estar social, proposta como alternativa ao modelo socialista, foi, por sua vez, derrubada pelos ventos neoliberais que almejam um Estado mínimo e favorecem a privatização. A mais recente crise que eclodiu nos Estados Unidos e repercutiu mundo afora indica com muita clareza que também este modelo está esgotado. Toda a história da modernidade está marcada por uma profunda ambiguidade entre os avanços da racionalidade científica e o renitente atraso em termos de desenvolvimento humano. Conhecimento e ignorância, fartura e fome, saúde e doença, miséria e riqueza convivem lado a lado. Independentemente de quaisquer ideais transcendentes ou de determinações ontológicas, a barbárie e os riscos que ameaçam o futuro da humanidade exigem que o modelo social hoje vigente seja rediscutido.

Os problemas ambientais balizam, de certa maneira, os limites abissais que ladeiam as trilhas da barbárie que viemos seguindo até o presente. Os riscos estão surpreendentemente ligados ao modelo de racionalidade expresso na ciência e tecnologia. E é precisamente este modelo de racionalidade que impregna a educação instrumental que objetiva adaptar e assim tornar o homem útil ao sistema econômico. Não é o ser humano, enquanto ser humano, que se encontra no centro da educação, mas o sistema ao qual ele tem que ser moldado. Vale dizer, também, que não é a educação pela educação que nos livrará das ameaças às quais estamos expostos. É hora, então, de perguntar que educação é essa que temos, para que, e a quem ela serve. O modelo de educação instrumental, fortemente privado e privatista, posto a serviço, na essência, dos interesses do capital, precisa ser repensado desde a perspectiva do direito de todos ao exercício da cidadania no contexto da esfera pública, democrática e universal.

Nesse contexto desponta, com renovada força, a formação do professor agente da formação ética e política de todos. Embora haja o encantamento técnico que, por vezes, já fantasia com a possibilidade do descarte do professor ou sua transformação em mero operador de equipamentos eletrônicos de ensino, apenas estamos iniciando a reflexão sobre a importante categoria da presencialidade como fundante de uma nova sociedade, orientada em categorias como alteridade, multiculturalidade, tolerância, diálogo. O contato do humano com o humano não pode ser rompido pela intermediação da máquina, sobretudo não no processo formativo. Não se trata aqui de negar a importância e as vantagens da educação a distância, mas de alertar para a importância formativa da presença. A presença ou presencialidade, como alguns preferem, enquanto categoria ontológica do ser humano, deve ser considerada elemento estruturante da formação humana.

Ética e política no contexto dos tempos pós-metafísicos em que vivemos fundam-se, sobretudo, na ordem do argumento, que exige abertura, reconhecimento, diálogo e, portanto, presença do outro. A presença tem insubstituível importância na conformação dos sentidos como, por exemplo, o sentido do ouvir, hoje tão obnubilado pelo ver. Se ética e política se fundam na interlocução, o ouvir passa a ocupar nova centralidade. A formação para a cidadania, que é o que os futuros professores devem aprender, implica, além do domínio de conteúdos, a capacidade de entender e de relacionar-se com o outro como ser histórico/social/cultural. Para relacionar-se são necessárias duas condições: primeiro, saber ouvir o outro para conhecer suas formas de pensar, de representar o mundo, de relacionar-se com os outros; e, segundo, saber auscultar-se a si mesmo pelas mesmas razões. Este é o espaço fundacional de uma nova ética secularizada, não relativista, do vínculo, do cuidado, da tolerância, do respeito, da responsabilidade.

Conhecer o outro e autoconhecer-se significa necessariamente partilhar semelhanças e diferenças sobre o chão das tradições culturais, das histórias familiares, da religião, da etnia, do sentimento nacional. Estes elementos, frequentemente esquecidos, representam a complexidade e a responsabilidade da formação docente. Só a partir desse partilhamento de lugares-comuns e diferentes, o professor pode encontrar o sentido de sua práxis pedagógica. À medida que nos distanciamos dos tempos da repartição de verdades e normas, nos aproximamos do tempo de buscas comuns, do reconhecimento das diferenças, da tolerância e da responsabilidade. Consensos são difíceis, mas aproximações são possíveis. No aproximar-se abrem-se planos e espaços que permitem caminhar e crescer juntos.

Os educadores precisam ser formados para construir uma escola que diga algo aos seus alunos nesta perspectiva. Enquanto a escola for percebida pelos alunos como uma obrigação sem sentido, há algo de profundamente errado na educação. A escola não pode continuar sendo estranha à vida, nem pode ser uma acomodação ao que não é bom para o indivíduo e para a sociedade. A práxis deve ir ao encontro da vida não para repousar na indignidade que a impregna, mas para desafiá-la com um projeto de dignidade, de cidadania, de vida melhor. Esse projeto só pode ser realizado pela atuação individual e institucional dos sujeitos, capazes e decididos a se engajar na luta por uma sociedade melhor para todos. A formação desses cidadãos é tarefa da sociedade como um todo, de todos os setores e instituições que a integram. Ao lado da família, da mídia, das organizações políticas e religiosas, cabe à escola parcela importante dessa responsabilidade. A escola tem a responsabilidade de contribuir para a formação ético/política dos futuros cidadãos.

O primeiro passo é o exame crítico da atuação da escola contemporânea no contexto da formação dos cidadãos. Parece ser consenso que na escola ocorre um esvaziamento das dimensões ético/políticas frente ao incremento da instrumentalização mercantilista/produtivista da educação que assume os valores do sistema e os consagra junto às jovens gerações como chaves da vida bem-sucedida, enaltecendo ou mesmo sacralizando o individualismo, o egoísmo, a competitividade, as vantagens e o consumo. Se bem é verdade que a escola ou a educação formal estão e devem estar integradas aos processos sociais como um todo, é verdade também que ela deve distanciar-se criticamente da realidade, visando ao amadurecimento crítico/reflexivo das crianças e dos jovens e estimulando o desenvolvimento da capacidade de indignar-se e resistir ao enquadramento imposto pelos interesses do sistema. A capacidade crítico/reflexiva não é passível de ser transmitida aos alunos.

Ela pode ser aprendida a partir dos estímulos emitidos pelos professores e pelo ambiente escolar como um todo no horizonte do direito à dignidade individual e da justiça social. É o lento desenvolvimento da compreensão sócio-histórica e da capacidade de nele intervir com vistas à superação dos males estruturais do sistema e à conquista de um mundo mais justo, equitativo e humano. Não há mágica pedagógica para alcançar isso; só é possível avançar no paulatino compromisso da escola e dos seus professores com a promoção das pessoas na perspectiva da justiça social.

Tal estratégia não implica a alienação socioeconômica da escola; apenas exige a reversão de seu sentido mercadológico/consumista para o da equidade e da justiça social. A escola precisa tornar-se a fonte primeira de um novo projeto de uma sociedade mais justa e democrática. A mais importante tarefa da educação contemporânea é encontrar formas de favorecer o desenvolvimento de um homem novo que, fortalecido na sua subjetividade, tenha consciência de sua condição humana de ser com o outro e se sinta comprometido com a construção de um *ethos* da convivência humana. Trata-se de uma tarefa nada fácil porque esta consciência e compromisso devem afirmar-se em meio a um mundo adverso dominado pela promoção individual, pelas vantagens do momento e pelo consumo individual. E não é fácil, também, porque pressupõe uma profunda revisão dos pressupostos e compromissos ideológicos do atual modelo escolar.

Tal projeto de educação de sentido ético/político não é possível sem interferência entre os indivíduos, sem confronto de ideias. É natural o embate entre diferentes interesses, desejos, ideais, práticas, visões de mundo. Mas em vez de fugir dessa realidade buscando abrigo no discurso idealista das verdades e valores prontos, é necessário fazer dessa realidade contraditória e ambivalente o chão mesmo sobre o qual a educação deve construir formas de encontro, de convivência, de relações respeitosas com base em princípios comuns referidos à dignidade subjetiva e à justiça social. Este é o grande desafio da ética e da política contemporâneas.

Já não tem lugar o despotismo pedagógico que, por tanto tempo, norteou a prática educativa no campo da ética. A famosa pergunta grega se a virtude pode ser ensinada deve ser dada hoje com base em uma nova compreensão do sentido da educação que implica, antes de tudo, uma rigorosa revisão da fé no conhecimento. Se desde os gregos, de uma maneira ou de outra, sempre se acreditou numa relação causal entre conhecimento e ética, os rumos pelos quais enveredou a modernidade não deixa dúvidas a respeito da falsidade desse pressuposto. Nem o esclarecimento epistêmico nem a instrução ética garantem um agir eticamente responsável por parte do indivíduo. Para Sócrates, um sujeito conhecedor seria necessariamente um sujeito virtuoso. Hoje na sociedade do conhecimento, da ciência e tecnologia, depois de Auschwitz, de Hiroshima e em meio à bárbara destruição do meio ambiente, surgem os primeiros sinais de um novo desencantamento das novas divindades que substituíram os deuses medievais: a ciência e tecnologia.

As certezas metafísicas, incluindo aí a própria ciência, que sustentam a autoridade do educador, tornam-se movediças e instáveis, exigindo novas formas de mediação que reconfiguram, por completo, a esquemática relação ensino/aprendizagem. Particularmente a formação ética envolve uma profunda e quase imperscrutável transformação do sujeito num ser politicamente sensível, ciente de sua responsabilidade social. A escola, assim entendida em sua abrangência formativa envolvendo as dimensões simbólicas da epistemologia, da ética e da estética, vai muito além da mera transmissão de conhecimentos e valores. Educar é um processo de estruturação da subjetividade que abrange a sensibilidade e a vontade e, portanto, uma atividade histórico-social, em sua natureza distinta da intervenção meramente técnica.

O processo educativo é orientado por uma intencionalidade histórica e socialmente condicionada que, de um lado, conecta o sujeito aos comportamentos cristalizados na cultura, mas, de outro, o relaciona, pela consciência crítica, aos ideais ontológicos da liberdade e autonomia. Liberdade e autonomia são condições utópicas que, embora jamais realizáveis em plenitude, servem de referência libertadora das imposições socioculturais. No contexto da sociedade globalizada contemporânea, os códigos éticos, instituídos em contextos sócio-histórico-culturais distintos, se aproximam e coabitam exigindo estratégias de convivência. Esta é uma consequência natural do processo de secularização posto em movimento desde o início da modernidade, que permitiu intencionalizar as ações a partir das atividades da consciência. E é precisamente aqui que reside o grande desafio da educação moral na atualidade: o que é consciência moral num mundo interconectado e globalizado? Qual o espaço e o limite da vontade e do arbítrio num contexto em que o indivíduo parece totalmente determinado pelo sistema? Como gerar nos indivíduos a disposição de agir eticamente? As respostas a essas perguntas, sobre as quais refletem os textos do presente livro, parecem não poder fugir de uma condição fundamental: envolver todas as pessoas como parceiros iguais nesse decisivo e vital diálogo.

Pedro Goergen

Apresentação

Este é um livro composto pelo diálogo entre autores, oriundos da Filosofia, da Sociologia e da Pedagogia, que têm na reflexão sobre ética seu ponto de convergência e diferenciação. Respeitando a especificidade de sua formação e prática no campo da educação, cada um desenvolve sua reflexão a partir da complexidade e desafios das mudanças sociais gestadas no âmago da sociedade globalizada. Esta, que tem na informática e na multimídia seus mais fortes pilares da justificativa de sua hegemonia, vem impactando a educação, impondo mudanças que esvaziam o sentido ético não apenas na escola, mas também na família e em toda extensão das relações humanas, em geral.

A coletânea se abre com destacado prefácio de Pedro Goergen. Nele o autor discorre sobre a necessidade e a importância da educação no atual cenário da civilização. Qualquer projeto de desenvolvimento que se possa almejar para a sociedade depende essencialmente da educação, o que já ficara subentendido emblematicamente nos ideais revolucionários que se seguiram aos da Revolução Francesa. É nesse cenário que se situa o relevante papel da formação do professor como "agente da formação ética e política de todos". Dimensões que se articulam intimamente no âmbito da formação humana, na medida em que a presença reconhecida do outro, a interlocução, o diálogo, são suas condições imprescindíveis. "Conhecer o outro e autoconhecer-se significa necessariamente partilhar semelhanças e diferenças sobre o chão das tradições culturais, das histórias familiares, da religião, da etnia, do sentido nacional", sintetiza com maestria todo o alcance de um projeto educativo à altura dos desafios que são colocados.

Os capítulos que se seguem nos trazem subsídios para desdobrar a reflexão sobre esses desafios, tais como se configuram na formação e na prática dos professores.

As relações entre o campo da produção do conhecimento em Filosofia relacionado ao campo da ética e a sua aplicabilidade em educação vêm passando por metamorfoses, embora ainda não se perceba claramente os contornos desta transformação. Dito de outra forma, o que se explicita ao olhar mais arguto dos autores é sim a necessidade de esclarecer e discutir a formação de uma ética transvalorizada pelo egocentrismo hedonista, que justifica e mascara a falta de compromisso social daqueles que aceitam sem questionamento as novas formas da produção do conhecimento escolar delineadas pelas formas do "bem viver" na sociedade globalizada. Neste sentido, esclarecem, em suas reflexões, que nada se compara às transformações e desafios que vem experimentando atualmente o campo da educação.

Se, no passado, a escola fora concebida como espaço, por excelência, de ensino e aprendizagem, hoje ela se vê compelida a diluir suas fronteiras espaçotemporais ao aproximar-se e comportar-se como empresa da produção em série de bens materiais intangíveis. O ritmo das mudanças, em termos da abrangência e intensidade, vem esgarçando o ideal ético da formação escolar universal e justa, uma vez que a natureza específica da instituição escolar como uma instituição moderna não encontra mais sua justificativa em valores socioculturais que articulam conceitualmente o humanismo ético. A escola, para desespero dos educadores, vem cumprindo de forma canhestra seu papel de agente de integração social, com a institucionalização de modelos educacionais voltados para as necessidades de mercado, que mais e mais estimula o hedonismo e o consumismo como forma de afirmação da identidade. Tal fato só faz aumentar a responsabilidade dos educadores, que se veem compelidos a educar jovens com novos valores. Tais valores não encontram respaldo filosófico existencial, dada a rapidez com que são aceitos, colocados em prática e descartados. Os professores, perdidos num mar de informações desencontradas, muitas das quais inseridas pelos empresários que mais e mais se insinuam no campo educacional do Brasil e do mundo em constante transformação, buscam desesperadamente respaldo conceitual em cursos de formação continuada, educação permanente, educação para a vida, entre muitos outros que lhes são oferecidos com vistas a superar a alardeada inadequação dos conteúdos escolares para a inserção dos alunos egressos no mercado de trabalho. Eis aqui o que levou os autores ao desafio desta reflexão: urge retomar a reflexão sobre ética em educação no âmbito da filosofia política em consonância com a Pedagogia e a Sociologia da Educação. É preciso confrontar as teses disseminadas pelos empresários da educação que alardeiam a necessidade de formação de professores para uma educação mais conectada com o presente e com as necessidades do mercado de trabalho. Apoiados pela alta tecnologia da informação e pelos interesses econômicos, esses empresários apelam para as parcerias quando podem insinuar a necessidade de novos temas disciplinares que reforcem a emergência de uma nova ética permissiva e hedonista calcada na autosseducação. O narcisismo hedonista que vem impregnando as relações escolares "funciona como uma nova tecnologia de controle flexível autogerido", na expressão de Goergen, que "socializa" para a nova ordem o indivíduo egocêntrico, de modo que a apreensão da alteridade desaparece em função da individualidade. Na escola, professores e alunos são instados a ignorar que se tornar humano não prescinde de um processo histórico no qual construímos nossa identidade na relação com o outro; sendo a escola um dos pilares dessa relação, a constituição da identidade só se dá a partir da inclusão do diferente, inclusão daquele que é diferente do mesmo.

Numa perspectiva crítica, delineia-se o perfil político deste livro que se constrói no diálogo realizado na interface entre Filosofia, Pedagogia e Sociologia, com as contribuições de Antônio Joaquim Severino, Pedro Goergen, Gomercindo Ghiggi, Valdemir Guzzo, Cleoni Maria

Barboza Fernandes e Francisca Eleodora Severino, que é também responsável pela organização da obra.

Os capítulos iniciais da coletânea *Ética e formação de professores: política, responsabilidade e autoridade em questão* dialogam entre si a partir do tema da ética na formação de professores, cabendo aos autores Gomercindo Ghiggi, Valdemir Guzzo e Cleoni Fernandes, a problematização inicial, mediante discussão dos dilemas da formação dos professores à luz das contribuições de Paulo Freire, que cada vez mais se mostram contemporâneas frente aos desafios de uma formação que se faz no tênue equilíbrio do confronto entre o velho e o novo no âmbito das práticas educacionais. O capítulo de Francisca E. S. Severino funciona como provocação inicial para os dois grupos de autores, esquentando o debate à luz de uma discussão que destaca a necessidade da adequação ética ao processo de inclusão escolar que exclui os alunos *em medida socioeducativa* por tentar enquadrá-los ao sistema mediante uma ética que não encontra seus fundamentos conceituais na realidade fraturada pelo que Goergen chama de "intervalo pós-moderno". Tal ética, herança da ciência positivista, não dá conta da dialética da identidade em processo, no qual se constitui a individuação/socialização dos jovens estudantes em geral, e muito menos dos jovens em medida socioeducativa.

Todos os autores se esmeraram para desvelar a nova ética em processo constitutivo. Coube a Pedro Goergen e a Antônio Severino a difícil tarefa de diagnosticar os paradoxos que engessaram por longo tempo a Filosofia da Educação, mantendo-a na camisa de força da tradição. Goergen produz um primoroso diagnóstico do contexto atual e, nesse contexto, destaca a ética e os valores da educação em suas contradições processuais na constituição da identidade dos jovens, que é compartilhada pela família e pela sociedade.

Severino inova e areja a Filosofia ao sistematizar, de forma lúcida, a nova ética que se constitui no bojo das múltiplas relações sociais que se imbricam e se determinam nas contradições que constituem a educação brasileira, assumindo sua historicidade e determinações sociais sem, contudo, abandonar o âmbito específico da Filosofia.

Assim, no Capítulo 1, Ética e Autoridade em Programas de Formação de Professores: Diálogos com Paulo Freire, Gomercindo Ghiggi, busca resgatar a dimensão ética que Freire elabora para pensar a formação de educadores, com destaque para a retomada do conceito de autoridade. "Partindo de diálogos com educadores em *formação inicial*, o estudo tem a intenção de expor discussões surgidas a partir de práticas intituladas *dialógico-freirianas*, com a pretensão de extrair referências aos Programas de Formação de Educadores. A intenção é sustentar que o diálogo em Freire, tomado como dimensão ontológica, pode conviver com a prática da autoridade docente e, então, assumir a necessária dimensão ética, indispensável à formação de educadores e educadoras. O trabalho que deu sustentação ao texto de Ghiggi 'foi desenvolvido com turmas de educadores em formação inicial'. Após discussões com os mesmos, foram propostas temáticas para o diálogo: *autoridade política, autoridade ética, autoridade epistemológica e autoridade pedagógica*. A utilização do questionário fez parte do trabalho como uma das etapas da investigação, após *largo* debate com os sujeitos da mesma. No contexto do debate aqui proposto, a natureza do trabalho da universidade, em relação à formação de educadores, é retomada. Por fim, cabe advertir que o presente trabalho, elaborado sob *orientação* de referências freirianas, é uma provisória reflexão acerca de uma das centrais dimensões dos processos de formação de educadores que tem instigado a quem atua no campo da educação: trata-se de elaborar a diretividade através da prática dialógica, não apenas sob a dimensão epistemológica ou pedagógica, mas também sob a perspectiva política da formação". Gomercindo indica em Freire um código de ética para orientar o trabalho do educador. O ponto central da reflexão deste autor circunscreve a ética que envolve a autoridade do professor. Reivindica-se o ideal do convívio da prática da liberdade coexistindo com a prática da autoridade. Diante do cotidiano conturbado, é fundamental a compreensão de que forma o conceito de autoridade é recriado por Freire. Com Freire, ele discute a possibilidade da inserção de pessoas livres no processo de criação e construção coletiva de referenciais, sem comprometer a necessária presença da autoridade criadora.

A ética, que aparece como exigência escolar, mesmo como tema transversal dimensionando a formação para cidadania, é proposta como baliza para as políticas de formação de professores no mundo universitário, o que, para os autores da Coletânea, dá a dimensão política ao trabalho em educação.

Compondo o segundo capítulo, As Dimensões Ética e Política na Formação Docente, Valdemir Guzzo toma a ética e a política como componentes indissociáveis na formação acadêmica dos educadores. Tomando como referência sujeitos de sua pesquisa, o autor procura compreender as possíveis relações existentes entre ética, política e educação e como esses valores participam do processo de formação docente. "A atuação político-pedagógica transformadora envolve a formação do professor, no sentido de construir-se a partir da consciência ética e política de sua práxis. A escola terá análise concreta no momento em que os fundamentos das ações docentes estiverem voltados para a construção da cidadania, tarefa-chave da educação básica, a partir da aprovação da Lei de Diretrizes e Bases da Educação Nacional (LDBEN) em 1996. A ética é entendida aqui como a reflexão sobre o ato moral que legitima as relações sociais, introduzindo, no ambiente educativo, a dimensão do sujeito, questionando os princípios ligados à sua autonomia e ao seu contexto social. Os PCNs valorizam os conteúdos da escola no sentido de garantir acesso aos saberes socialmente elaborados que se constituem em instrumentos para o exercício da cidadania. A política remete a educar no diálogo, na práxis, na justiça e na liberdade. Nesse contexto, educação, ética e política se apresentam como agentes para o desenvolvimento de uma visão crítica de mundo, estabelecendo condições de possibilidade para a compreensão das exigências de uma formação que é técnica e política, mediatizada pela ética, viabilizadora de uma prática pedagógica consciente. Ética e política estão presentes para fazer desenvolver nos alunos da graduação, futuros educadores, a compreensão da estrutura do seu processo de aprendizado, aprofundando-o numa dimensão efetiva da educação. O tema é fundamentado teoricamente a partir do ideário Freireano tendo o apoio em pensadores que têm na formação docente sua linha investigativa de pesquisas."

Cleoni Maria Barboza Fernandes, como pedagoga, responde pelo terceiro capítulo, Formação de Professores, Ética, Solidariedade e Cidadania: em Busca da Humanidade do Humano. Lança-se à "reflexão que possa trazer uma síntese que, ao mesmo tempo, contemple a *boniteza* e a complexidade do vivido em experiências individuais e coletivas, refletidas no convívio cotidiano de ser *professora formadora de professores em formação*". A premissa que conduz seu pensamento é a certeza de que a especificidade da educação reside na sua natureza práxica, condição de prática histórico-social, mediadora das práticas econômicas, sociais e culturais que sustentam a existência dos homens. "O trabalho desenvolve a tese de que, como toda práxis, a educação precisa fundamentar-se em valores éticos, de modo a inserir-se na dimensão ética dessa existência. Busca, então, compreender a inserção da ética na formação humana, para dela tirar implicações para o processo mediador do ensino, discutindo, particularmente, a questão de sua presença na formação e na prática pedagógica dos professores. A perspectiva assumida é aquela de uma concepção praxista da ética, que supera as cosmovisões da ética essencialista clássica e da ética naturalista moderna". Cleoni aponta a necessidade de mudança no âmbito da educação em geral e na formação de professores em particular. Mas como mudar?! Por onde começar? Quando mudar? Não existem respostas prontas, pois a educação é processual! A educação está em todos os lugares por onde andamos, aprendemos a *com-viver* e a viver com ela. "Nessa tecitura cotidiana da vida interagimos com a educação como um processo histórico intencional existencial que produz e é produzida com os condicionantes desse processo histórico e cultural em cada tempo e em cada lugar".

Acentuando as diferenças de abordagens entre Filosofia e Sociologia, Francisca E. S. Severino, no quarto capítulo, Ética e Responsabilidade Social no Ensino Superior, discorre a partir do paradigma das Ciências Sociais, em que se imbricam e se determinam conceitos da

Antropologia, da Sociologia e da Política. A partir da contribuição dos clássicos, Marx, Weber e Durkheim, ela reafirma a necessidade de se pensar a educação ética com base no paradigma da mudança social. Pensar a ética a partir de suas determinações históricas e sociais é aceitar o desafio de rever valores já superados, mas que ainda permanecem arraigados nas práticas educativas das instituições escolares, aumentando o fosso da diferença entre os de cima e os de baixo. A dialética da existência e da consciência desse existir coloca em pauta a necessidade de desembaraçar das relações escolares os valores culturais de um passado autoritário que ainda justifica a homogeneização da diferença, impedindo o desabrochar de novos valores que emergem do processo constitutivo da identidade individual que se realiza como construção coletiva, portanto histórica, indo muito além das relações escolares. De fato, na reflexão desvela-se a dialética do velho já superado, mas que continua existir nas relações escolares travestido de novo, e o novo que ainda não emergiu das cinzas da velha tradição. Tradição esta que teima em imiscuir-se nas relações escolares mediante artifícios ideológicos que justificam a sua permanência nas teses amparadas por uma ética justificadora da liberdade e da realização humana, mesmo que essa realização se faça de modo egocêntrico. Tais valores vêm servindo para justificar a permanência de uma ética hedonista e egocêntrica que se anima e se impõe nas novas circunstâncias geradas pela sociedade globalizada com apoio da mídia e da tecnologia informacional, que traz como consequência um novo *ethos* sorrateiro de enquadramento no mundo globalizado, resultando deste processo a inclusão excludente dos de baixo. O objeto da reflexão deste capítulo é a responsabilidade social que se faz presente no processo pedagógico da formação ético-política no ensino superior. A dimensão ética é vista como critério de qualidade da ação prática, marcada simultaneamente pela liberdade e responsabilidade social. No contexto do cotidiano do ensino superior, as exigências éticas se apoiam nos valores que impregnam os diferentes componentes curriculares. Portanto, o objetivo é refletir sobre o alcance ético na formação universitária levando em conta pressupostos da legislação educacional, particularmente das Diretrizes Curriculares dos cursos superiores, destacando sua ressonância na ideia de liberdade coletiva como expressão individual de uma legislação que visa garantir a inclusão escolar e o aprendizado de uma vida cidadã, tecida na convivência na diversidade sociocultural. Diretrizes estas que intentam normatizar a vida na escola, tanto nos seus aspectos mais gerais como nos aspectos individuais, os quais emanam como representação imaginária ou como valores que emergem das demandas culturais do grupo. A pesquisa e a reflexão éticas, nessa perspectiva da transversalidade, têm se revelado necessárias para a compreensão da abrangência que o conceito implica, de modo especial no âmbito das políticas educacionais em sua articulação com a formação e com a atuação dos profissionais, em geral, e dos professores, em particular, na docência dos temas transversais.

No quinto capítulo, Educação para a Responsabilidade Social: Pontos de Partida para uma Nova Ética, Pedro Goergen dialoga com as colocações desenvolvidas nos capítulos anteriores. Retoma, analisa, reflete e sintetiza os principais dilemas que têm tangenciado a educação e que tanto desafiam os autores desta coletânea, sejam eles filósofos, pedagogos ou sociólogos. De início, destaca o relativismo que tem cerceado a busca por novos modelos explicativos das relações processuais das atividades humanas, no mundo em constante processo de mutação globalizada. Embora o balanço desse processo contraditório mostre a desesperança em relação ao futuro ético de nossa sociedade, ele argumenta que é possível vislumbrar possibilidades e perspectivas promissoras que apontam para além do que ele denomina de "intervalo pós-moderno". Alguns aspectos de nossa cultura permitem antever novas perspectivas de fundamentação ética para o futuro. Aponta então para a escola como formadora de cidadãos desvelando possibilidades éticas pelas quais vale a pena lutar. Tudo está calcado sobre o drama existencial ou político e, nesse âmbito, as dificuldades de construção de uma identidade ética em meio a contradições e incertezas são um desafio que precisamos aceitar como educadores. Cidadania requer o conhecimento e o reconhecimento da diferenciação e da busca pelo bem-estar social. Contudo, o processo de individuação é conflituoso e ambivalente. No campo ético, esse cenário é contraditório e desafiador. Como resolver a questão instigante da ambiguidade e da contradição numa mesma sociedade? É preciso admitir, em primeiro lugar, a heterogeneidade entre as classes sociais e, em segundo lugar, reconhecer que seus projetos e expectativas são distintos e conflitantes. Tal reconhecimento explica também a origem das diferenças entre os objetivos pedagógicos, haja vista que eles têm sua origem em interesses políticos e econômicos das distintas classes sociais, portanto, no processo educativo não resta outra alternativa senão a do reconhecimento.

O que torna o ser humano verdadeiramente humano é o devir histórico, processo no qual se forma nossa humanidade expressa pela identidade. Pedro esclarece que é pela socialização que o ser humano se torna um ser cultural e pela individuação ele constrói a própria identidade. "Trata-se de argumentar que não é legítimo perder de vista a evolução dialética. O homem consciente busca novos horizontes e a virtude da responsabilidade torna-se a chave para o futuro da humanidade." Nesse processo de conscientização política, a educação desempenha papel preponderante.

Encerrando a coletânea, o Capítulo 6, Formação e Atuação dos Professores: dos seus Fundamentos Éticos, de Antônio Severino, fecha também a discussão de forma inusitada. Sem ceder um milímetro sequer para outra disciplina que não seja a Filosofia, ele esclarece a real dimensão e responsabilidade que cabe à educação quando se trata da formação ética. Assim, aprendemos com ele que o lugar primeiro da ética situa-se numa relação interpessoal. Em se tratando do reconhecimento da dignidade da pessoa humana, a necessidade ética se impõe. Em tudo, diz Severino, a educação é uma atividade relacionada à existência do outro, ela é uma prática que por sua natureza pressupõe uma intervenção sistemática no existir dos alunos, o que pode trazer o risco de intervenção na formação de suas identidades. Portanto, impõe-se a eticidade como premissa radical da prática educativa. Para o aprendizado de ética, é necessário uma mediação pedagógica para que os futuros educadores incorporem a sensibilidade ética ao seu trabalho cotidiano. Entre outras contribuições que o texto traz, destaco a questão dos valores. São necessários diferentes gamas de valores que qualifiquem nossas ações. Tais valores não se reduzem a meras formulações didáticas e, assim, o que está em pauta é um processo de formação específica e exclusiva para seres humanos em que se compartilha a mesma experiência sensível do saber. Esse autor esclarece que os conceitos e valores são as referências básicas para a intencionalização do agir humano em toda sua extensão. Então, tornam-se imprescindíveis as referências éticas do agir humano, bem como a explicitação do estreito relacionamento entre ética e educação.

Os capítulos que compõem esta coletânea foram organizados a partir da constatação de que a postura ética em educação precisa urgentemente ser revitalizada à luz de uma sensibilidade ética e moral, reconhecendo-se que a educação é de fato uma atividade relacionada à existência do outro. Urge superar temas disciplinares que reforçam a emergência de uma nova ética permissiva e hedonista calcada na autossedução. De maneira confrontante com esta posição, todos os autores que participaram desta coletânea concordam que a visão dicotômica e excludente que tem predominado no âmbito das relações que medeiam a formação escolar precisam ser superadas. Todos eles convergem com a constatação de que é preciso atender às demandas para uma educação mais justa e humanizada. Aceitam o desafio atualizando o conceito de ética a partir de valores sócio-históricos e culturais. Em síntese, cada qual, a partir da especificidade de sua formação, discute a condição transitória da essência humana. Desse modo, dinamiza-se o conceito de ética, tão caro à Filosofia, historicizando-o à luz das exigências que se colocam hoje à análise científica. É assim que todos contribuem para retirar a ética de seu casulo metafísico explicitando que valores que lhe dão sustentabilidade se expressam como formas culturais. Insistem na exigência de aguçamento da sensibilidade dos educadores às condições históricas e concretas da existência, articuladas pelo agir político ou pela consciência deste existir. O novo modo de conceber a ética preconiza, sem sombra de dúvida, o entrelaçamento com a política por ser esta o campo de aplicação dos valores que interligam os indivíduos em relações econômicas e sociais.

Expresso aqui o agradecimento aos colegas que prontamente atenderam ao nosso convite, dando sua valiosa contribuição para a discussão da polêmica sobre o entrelaçamento da ética com o campo da formação de professores e sua aplicabilidade em educação.

Francisca Eleodora Santos Severino

CAPÍTULO 1

Ética e autoridade em Programas de Formação de Professores: diálogos com Paulo Freire

*Gomercindo Ghiggi**

1. Instalando a reflexão...

Retomando a origem do presente trabalho, esta investigação foi desenvolvida com turmas de educadores do Programa Especial de Formação em Serviço, Curso de Pedagogia Séries Iniciais,[1] da FAE/UFPEL. Após discussão com eles, propus temáticas e questões para a

---

* Mestre em Filosofia pela PUC-RS, doutor em Educação pela UFRS, professor adjunto da UFPel. *E-mail*: <gghiggi@tterra.com.br>.

1. O Programa Especial de Formação em Serviço (Curso de Pedagogia Séries Iniciais), desenvolvido pela Faculdade de Educação da UFPel, foi um Projeto de Formação de Professores, criado em 1995, que fez a Formação Inicial a partir da realidade do trabalho docente. O mérito do Programa, acredito, reside justo na possibilidade da formação de professores acontecer *atada* à prática docente. O currículo seguia a lógica da construção baseada nas experiências e necessidades dos professores-alunos. O Programa formou turmas em São Lourenço do Sul, Canguçu,

reflexão. O instrumento de coleta de dados (questionário aberto) foi entregue após largo debate que girou em torno de *autoridade política, autoridade ética, autoridade epistemológica e autoridade pedagógica,* em que o diálogo era atuado ora como estratégia pedagógica (ou porque *é moda!*), ora como dimensão ontológica do humano. Portanto, a utilização do questionário fez parte do trabalho como uma das etapas da investigação, após debate com os sujeitos da pesquisa.

A partir das temáticas desenvolvidas,[2] o que mais nos provocou (educador e educandos) foi a provável banalização da denominada práxis dialógica freiriana. A proposta inicial foi refletir a partir da pergunta: *como desenvolvemos nosso trabalho docente?* As manifestações indicam que os educadores realizavam seu trabalho *dialogando* com os seus alunos. O diálogo, aqui, aparecia como estratégia central para a prática docente, resposta que colide com as opções que apontavam quando instados a refletirem acerca do *domínio de turma,* como constituinte da competência. Analisando as questões trazidas para o texto, percebe-se que os entrevistados exercitam o diálogo, em sua prática pedagógica em sala de aula, como recurso para a construção do conhecimento e para facilitar a aprendizagem, com o objetivo também de quebrar resquícios autoritários para que a aula se torne *mais prazerosa.* E como já apontei em estudos anteriores (Ghiggi, 2002), se o diálogo é inerente ao ser humano, é sempre condição de necessidade e de liberdade, é construção histórica, precisa do *outro inteiro* para realizar-se.

As provocações que nascem da retomada (embora apressada) da pesquisa anterior, me fazem voltar a Freire e ao mundo da formação de educadores e de educadoras. Em sua biobibliografia, Freire defende uma ideia que considero central para refletir o mundo da educação: seres éticos nos tornamos quando podemos "comparar, valorar, intervir, escolher, decidir, romper etc.". O autor, assim, advoga a favor de uma

---

Pelotas, Jaguarão, Arroio Grande e outros, perfazendo um total de 18 municípios. A pesquisa aqui retomada envolveu 347 professores.

2. Não raro, a investigação foi realizada através de desenvolvimento das propostas curriculares atuadas no curso mencionado.

tese: "somos porque estamos sendo". Em sua obra *Professora sim, tia não*, embora explicitamente pouco discuta acerca de ética, Freire organiza, ouso afirmar, um Código de Ética para orientar o trabalho do educador, discutindo elementos como a *coerência* e defendendo a tese de que tanto as opções autoritárias como as licenciosas são *indecentes*: "educadores e educadoras não podemos [...] escapar à rigorosidade ética [...]. A ética de que falo não é a ética menor, restrita, do mercado, que se curva obediente aos interesses do lucro". Corajosamente, ante posições contemporâneas que refutam *universais*, Freire fala da "[...] ética universal, que condena o cinismo [...], a exploração da força do trabalho do ser humano, que condena acusar por ouvir dizer [...]", rejeitando, assim, as opções que intentam "falsear a verdade, iludir o incauto, golpear o fraco e o indefeso, soterrar o sonho e a utopia, prometer sabendo que não cumprirá a promessa, testemunhar mentirosamente, falar mal dos outros [...]" (Freire, 1993, p. 75).

Contemporaneamente, enfrentamos *relativismos* (*éticos, políticos*...) dos mais complexos, causadores de instabilidades (não necessariamente ruins!). Cada humano *parece* livre para eleger e praticar valores que entende mais apropriados (para si próprio e para os seus...), quando a utopia e a esperança têm lugar acentuadamente minimizado. Não raro, então, está *naturalizada* a pobreza, assim como naturalizados estão o fracasso de uns e o sucesso de outros, quer na escola, quer no mundo do trabalho e das relações em geral, tanto quanto é a concepção de diálogo, quando é tomado como sinônimo de *boas conversas para iniciar a aula do dia*.

Com Freire, é possível confirmar a convicção de que a luta a favor da condição democrática, radicalmente ética, é luta que se instala na contramão da história que hoje vivemos, razão pela qual a autoridade político-pedagógica, tomando as tarefas anteriores como centrais, impõe-se, particularmente para dar conta da análise das relações de produção social da vida e da geração de novas atitudes ante o mundo.

De todo o modo, considerando as instabilidades atuais (éticas, políticas, epistemológicas...), é oportuna a questão: a reflexão ética é necessária? É possível afirmar que a questão é fundamental porque vivemos em um mundo disposto em uma estrutural exclusão social, com jeito de opressão, que tem se atualizado ao longo do tempo. A questão está exposta porque é possível afirmar que hoje vivemos entre o maniqueísmo da tirania do todo e da ditadura do fragmento: "o breve momento da tirania do todo é a ditadura do fragmento [...]. Sem algum conceito positivo e normativo de totalidade [...], somos abandonados à continuidade do individualismo pluralista e da supremacia de valores competitivos sobre a vida comum" (Best, in McLaren et al., 1998, p. 361), quando se põem em cena os desafios da referência. E o mundo da educação, terá (ainda) função que seja principal para brigar por uma sociedade para todos, quando não apenas a apreensão e a produção de valores importa, mas o seu exercício democrático e ético, no seu interior, ganha centralidade? Para Freire, as pessoas são capazes de acentuar suas lutas para garantir conquistas, mesmo que a *passos lentos*. Por exemplo, as *marchas*, como afirma em sua última entrevista (TV PUC/SP), acontecem e podem puxar outras tantas: "dos que querem amar e não podem, dos reprovados, dos sem-terra, sem-escola, sem-teto", dos indignados, dos sem-casa e sem-chuveiro.

Considerando que a violência física ou simbólica, atitude contrária ao diálogo, entre outras tantas opções *bancárias*, como frisa Freire (1982, p. 67-68), continua sendo o eixo central a partir do que pode ser pensada e *atualizada* a prática pedagógica, o autor defende a imperativa *intervenção política, epistemológica, ética e pedagógica* na vida educacional, intervenção esta possível quando educadores nos tornamos éticos, assegurando o diálogo em nossas ações. A razão, para tanto, conforme Freire, está no imperativo reconhecimento da *incompletude* humana.

2. A produção da ética em Freire: contextos que incomodam

Encharcados pelo cotidiano e por enfrentamentos conjunturais relacionados à educação, é fundamental entender de que forma o conceito *autoridade*, em sua relação com a prática da *liberdade* e da *ética*, foi produzido e o contexto com o qual é recriado por Freire. A centralidade é a reflexão em torno da ética que envolve a autoridade do professor, com o propósito de remover autoritarismos e licenciosidades, apontando para a necessária superação de absolutismos e relativismos. A questão que se coloca é se é possível ponderar, eticamente, a favor da coexistência da prática da liberdade e da prática da autoridade. Ou ainda, se as pessoas podem ser criativas, responsáveis, autônomas, livres, inserindo-se em processos de construção coletiva de referenciais ante a presença da *autoridade* coordenadora.

O relativismo é conflito constante nas discussões filosóficas. Horkheimer lembra que a "atitude do anarquista, [...] Contra a autoridade, é [...] Um exagero da autoconfiança burguesa na própria liberdade que seria possível realizar agora e em qualquer lugar, apenas querendo: uma consequência da opinião idealista de que as condições materiais não são importantes." (Horkheimer, 199o, p. 212). O combate ao relativismo pode ser encontrado tanto no século IV a.C., com a instalação da filosofia, quanto no denominado pensamento contemporâneo. Mas, será, como em Protágoras, que o *"homem é a medida de todas as coisas* [...]" (Laêrtios, 1988, p. 264)? Será que Protágoras leva-nos ao *não sentido*, enquanto mediação para encontros entre humanos, tanto no âmbito epistemológico quanto antropológico ou ético? Freire, escrevendo seu último texto (2000, p. 66), indignado com a "barbaridade" cometida por jovens de Brasília, que saem à noite sem saber o que fazer com tanta liberdade que presumem ter, e brincam *de matar gente,* afirma: "registro o todo-poderosismo de suas liberdades, isentas de qualquer limite, liberdades virando licenciosidades, zombando de tudo e de todos". Freire, ao relacionar as citadas *barbaridades* com a ética, afirma: "imagino a importância do viver fácil na escala de seus valores em que a ética maior, a que rege as relações no cotidiano das pessoas, terá inexistido quase por completo" (idem). A escola e a família são particularmente questionadas por Freire, ao afirmar que é possível que tais jovens estivessem, na infância, brincando, ao rasgar, com "[...] Afiados canivetes, os tampos das mesas de sua escola. E isso tudo com a possível complascência quando não com o estímulo irresponsável de seus pais" (ibidem).

Aos humanos (filósofos) resta, quiçá, denunciando a acentuada perda da prática da liberdade, delatar o absurdo de quem, impondo verdades particulares, o faz pela via do natural e inevitável caminho de acesso desigual aos bens simbólicos e materiais. Atuar uma nova racionalidade que articule uma nova humanidade e que trabalhe com a razão, a intuição e a dimensão espiritual, surge como *caminho a ser caminhado*. Embora as provocantes desconstruções, é central a programas de formação de educadores assumir a tarefa da construção de elementos referenciadores para pensar o mundo e fundamentar o que fazem os humanos. As perspectivas autodenominadas pós-críticas, ao contestar legitimamente teorias críticas banalizadas e racional-positivistas, não podem omitir-se em relação à constituição de novas referências, capazes de unir humanos para pensar o que experienciam.

Pelo exposto, retomando o diálogo com Freire, torna-se *metodologicamente* fundante percorrer o itinerário histórico que assumem os arranjos relativistas, os quais, advogando o direito de negar verdade aos universais, negam, por contradição, a sua própria posição de negação de universais. Em que pese a afirmação acima, as perspectivas *relativas* são fundamentais na desconstrução de posturas autoritárias, dogmáticas e absolutas, embora não haja base ética para sustentar as que não passaram por qualificada leitura da práxis. Assim, embora se imponha de maneira racional a refutação do relativismo e do absolutismo, não é difícil reconhecer que tal opção é insuficiente. Há uma tensão permanente entre as visões de mundo, que devem passar por revisões sistemáticas e fundamentadas. Como dito de Freire, Horkheimer aponta perspectivas de superação de desvios epistemológicos (e políticos) na compreensão do mundo e na fundamentação (ética) das decisões humanas. O autor dialetiza duas posições comuns aos humanos quando tentam entender o mundo e constituir consistentes articulações entre o que dizem e o que fazem. Por um lado, "o conhecimento tem sempre uma validade limitada. O fundamento disso reside tanto no objeto quanto no sujeito cognoscitivo. Cada coisa e cada relação de coisas modifica-se no tempo e, assim, cada julgamento [...] Tem de perder, com o tempo, a sua verdade". Pelo lado do sujeito, "a verdade é considerada necessariamente limitada. O conhecimento não é constituído apenas pelo objeto, mas também pelas particularidades individuais e específicas do homem" (Horkheimer, 1990, p. 140). Da constatação do movimento reflexivo na história humana, Horkheimer elabora uma convicção: "não existe nenhum eterno mistério do mundo, nenhum segredo universal, cuja solução definitiva coubesse ao pensamento", ideia que "ignora tanto a mudança permanente dos homens cognoscitivos e dos seus objetos quanto a invencível tensão de conceito e realidade objetiva e fetichiza e autonomiza o pensamento como uma força mágica [...]", o que equivale "ao estrito horizonte de indivíduos e grupos que, devido à sua incapacidade de mudar o mundo pelo trabalho racional, recorrem a receitas universais, prendem-se a elas compulsoriamente, memorizam-nas e repetem-nas com monotonia", clamando por motivação, quando outrora a decifração do enigma vinculava-se ao ato de *decorar* (idem, ibidem, p. 152).

As afirmações anteriores apontam para a dimensão ontológica que está posta desde um ponto de partida que me faz voltar a Freire: a historicidade dos conceitos liberdade, ética e autoridade. A retomada da condição histórica na qual os humanos estão inseridos, não determinados, mas condicionados, desde a qual constroem, nas possibilidades que experienciam, o jeito que vão descobrindo de ser, a cada dia, mais livres ante a ética presença da autoridade, é imperativa.

3. Ética e autoridade: a prática da liberdade e a formação de educadores

A afirmação anunciada no título desta parte do texto calca-se numa ideia central: Freire não abandona a discussão e a imperativa exigência da prática *decente*, mesmo em tempos de descartamentos diversos, passando por teorias, utopias, valores e pessoas. Para dar suporte à afirmação anterior, busco em Freire a inspiração e a justificativa que o levaram a escrever *Pedagogia da esperança: um reencontro com a pedagogia do oprimido*. A referência, sempre, é o contexto de *sem-vergonhice* e desesperança que toma conta do Brasil: "sem poder negar a desesperança como algo concreto e sem desconhecer as razões históricas, econômicas e sociais que a explicam, não entendo a existência humana e a [...] Luta para fazê-la melhor sem esperança [...]. A esperança é necessidade ontológica [...]" (Freire, 1994, p. 10).

É esse Freire que podemos, ainda no nosso tempo, (re)encontrar, para que possa continuar sendo referência à conclamação a sínteses e a novas teses e para que a capacidade de meditação e indignação permaneçam ativas nos humanos, sustentando mudanças e resistências, muito especialmente quando atuamos com formação de educadores. Mas é possível afirmar que Freire é *derrotado* quando dele queremos verdades permanentes ou regularidades e enrijecimentos conceituais ou para fundamentar *cientificamente* políticas educacionais; *perde* quando de seu texto se extrai leituras *licenciosas*; *perde* quando, dada a sua *penetração* no mundo da escola, desqualificamos a capacidade de compreensão e análise de educadores, alegando que o texto *não é científico*; Freire é *derrotado* através das formas como seu texto é reconstituído. Enfim, perde Freire quando reduzimos a sua reflexão ética a mera discussão de moralidades fragmentadas ou a uma reflexão que mantém, em sua base teórica, não mais que valores universais, descolados do nosso tempo (até porque, para tais leituras, o socialismo morreu, Marx já foi faz tempo e o que sobra são acontecimentos!). Sim, temos dificuldades de entender Freire como uma qualificada referência pedagógica, ética e política, inspirador de homens e mulheres, educadores e educadoras que se disponibilizam às imperativas mudanças. Freire é uma referência que torna possível pensar a construção de um mundo em que se constituam condições de possibilidade à igualdade e ao respeito às diferenças. Assim leio Freire: que *faz pensar*, produtor de referências que modificam comportamentos pedagógicos, epistemológicos, éticos e políticos; um Freire que quer educadores aptos à intervenção social, pesquisadores de sua própria ação, que agem em situação; um Freire que luta por políticas que garantam a formação de educadores reflexivos, capazes de tornar o *fazer docente* um projeto político e pedagógico e investigativo permanentes, que, em confronto com outros referenciais teóricos, tornam-se capazes de revisar práticas e provocar intervenções que mobilizam e criam comportamentos a favor de mudanças na organização social.

É disso que de Freire destaco, a necessária retomada de conceitos como autoridade epistêmica, autoridade ética, autoridade pedagógica e autoridade política para pensar programas de formação de educadores. A *autoridade epistêmica* constitui-se a partir da atividade pedagógica: a relação dá-se sempre entre pessoas que *carregam* consigo capital cultural de origem, com aptidões para exposições conceituais primárias. A tarefa dirige-se à sistematização desse capital cultural, à investigação e ao confronto permanente com outros saberes e teorias. A *autoridade ética* toma como *solo* básico a inserção no mundo das pessoas envolvidas e a fundamental dimensão ontológica do humano à humanidade. Tendo presente o projeto de sociedade *feliz* para todos e, nela, o radical respeito à dignidade humana, a tensão histórica que Freire traz para o seu texto diz respeito à *qualificação das ações* postas como necessárias no tempo presente e ao imperativo do devir que deve acontecer. A tarefa seguinte da autoridade, *atada* a uma radical coerência com a prática cotidiana, é a geração de condições, pelos sujeitos envolvidos em formação, à disponibilização ao diálogo e à crítica. Aqui, a tarefa, não separada da epistêmica, é *qualificar a análise* a partir do senso comum, do mundo já produzido. A *autoridade pedagógica* deve garantir condições a todos à exposição do que sabem, exigindo o máximo de cada um. Deve propor e ajudar a organizar ações que possibilitem trocas regradas e provoquem a produção de referências para confrontos entre comportamentos individuais e sociais. Por fim, a *autoridade política* tem a tarefa de organizar relações entre educação e comunidade, de tornar visível e disponível, em sala de aula, elementos contextuais que dão origem às referências com as quais a sociedade se organiza. A elaboração de tais referências contribui para a identificação de construções culturais *evitáveis*, não pouco expostas como inevitáveis. A luta organizada e solidária é agenda permanente para o *educador-autoridade*. Para além dos limites da sala de aula, a autoridade política do professor manifesta-se ao traduzir conceitualmente a realidade em que vive a comunidade dos educandos ou quando ajuda a organizar ações coletivas qualificadoras da vida.

Reportando-me a situações, falas de educadores e educandos, práticas, teorias e imagens com as quais tenho dialogado nos últimos tempos, e admitindo imprudências, devaneios e o abandono de estabilidades que outrora me acompanhavam, declaro o *nosso* direito de sonhar com a escola alegre, a serviço da produção de uma sociedade radicalmente justa, a partir de *ética* intervenção do educador. Pela reflexão acerca da autoridade é possível identificar que a escola não é suficiente para mudar a sociedade, mas sem ela o sonho debilita-se. O cotidiano das relações pedagógicas, no *laboratório* que é a escola, pode transformar-se em fonte de produção de resistências e sinais de vida para todos. As relações autoritárias e licenciosas, identificáveis nas escolas com as quais tenho trabalhado nos últimos tempos, transformam-se em *razões do coração* que justificam discussões, diálogos e estudos. Os desvios pedagógicos, que se ampliam e chegam às pessoas onde educandos e educadores produzem suas vidas, concluo, vão sendo superados por iniciativas e *decisões* diversas, como *formação inicial e formação permanente*, patrocinadoras de reflexões em espaços coletivos para socializar experiências e achados que cada um vai fazendo, seguido por quem, como companheiro de caminhada, desafia a produção de uma escola comprometida com a história das comunidades. O que me parece fundamental é lembrar que, pelo contraditório, práticas educativas geram contra-hegemonia, razão pela qual a ética presença da autoridade do professor aqui é destacada e defendida. E aí acontece, não por mágica, mas *por tarefa política*, o papel do intelectual-educador, que é o dever de coerência, assumindo-se portador de conhecimento sistematizado enquanto leitor e intérprete de códigos da vida *civilizada*, companheiro, aprendiz dos códigos do mundo e exigente, no limite, consigo e com os que ele *educa*, tarefas às políticas de formação de educadores.

Para Freire, munir escolas, educandos, educadores e comunidades de linguagem crítica e esperança é a ética tarefa da autoridade docente e dos programas de formação de educadores; é caminho que possibilita a conceituação sistemática do mundo sonhado pelos envolvidos; é o que possibilita analisar condições sociais e materiais em que sonhos, alegrias, esperanças e desejos são gerados, acalentados, negados e roubados, habilitando-se, inclusive, à identificação dos negadores de sonhos. O sonho coletivo é tarefa a ser aninhada, chocada e produzida pela escola, onde justiça social, superação de desigualdades atreladas a classe, sexo e raça podem ser, experiencialmente, superadas: "isto só ocorrerá se as escolas ajudarem suas alunas e alunos a analisar o modo como suas subjetividades foram ideologicamente formadas, no interior das forças e das relações de exploração do capitalismo transnacional globalizado" (McLaren, 1999, p. 39), centrais tarefas aos programas de formação de educadores.

4. Conclusões: retomando tarefas da universidade na formação de educadores

Da leitura ética da obra de Freire, está desautorizada a desesperança, não pouco alimentada pela *semiformação*, pela leitura fatalista do fim da história e das ideologias, da limitação ao fragmento, da prática da autoridade incompatível com a prática da liberdade e da desqualificação do debate ético. Freire desautoriza autoritarismos que decretam "[...] Que o mundo mudou radical e repentinamente, da noite para o dia, fazendo sumir as classes sociais, esquerda e direita, dominadores e dominados, acabando com ideologias e tornando tudo mais ou menos igual", autorizando, assim, a "força das ideologias" (Freire, 2000, p. 49). Embora Freire desestruture totalidades instituídas *a priori*, pelo destaque a gênero, raça, cor ou religião, mantém exigências de síntese e referências que aglutinem fragmentos, desautorizando o descredenciamento de vigorosos conceitos como *classe social*. Freire também desautoriza o discurso crítico quando interdita o outro e produz poder despótico, da mesma forma que não dá guarida a quem *autoriza* a produção do contexto de desigualdade e *malvadeza* que busca apropriar-se do mundo da cultura e das relações em geral.

Se acolhido o anteriormente dito, está indicada a direção do trabalho da universidade para realizar, em sintonia com as necessidades da escola e suas comunidades, a formação de educadores. O que dá sustentação ética à defesa e à necessidade da *autoridade* em processos de formação de educadores é, com a prática da liberdade, a autonomia do ser humano. Freire não se detém no desenvolvimento de um conceito de *autonomia* anterior ao que a experiência refletida indica. A sua reflexão está presente nas incursões que vai fazendo a respeito de "saberes necessários à prática educativa" (Freire, 1997). Para tanto, há que se *pôr em crise* permanentemente a "malvadez neoliberal", o "cinismo da ideologia fatalista" e a "recusa inflexível ao sonho e à utopia" (idem, ibidem, p. 15).

Mas será a universidade, que tem a pretensão de educar educadores, disposta e preparada para fazer o dever de casa? Ou seja, cumpre com sua natureza, assume referências que não as postas pela "malvadez neoliberal"? Tais questionamentos remetem-nos ao que é originalmente a universidade: espaço de "formação, reflexão, criação e crítica", a partir do que Chaui (1999) desafia intelectuais: "uma universidade que não forma e não cria pensamento, despoja a linguagem de sentido, densidade e mistério, destrói a curiosidade e a admiração que levam à descoberta do novo, anula toda a pretensão de transformação histórica como ação consciente dos seres humanos [...]". Vai, nisso, um compromisso com a devolução das descobertas à sociedade, abrindo a possibilidade "da redescoberta da sua capacidade de criar, na linguagem que lhe aprouver, que lhe falar à emoção e à razão" (Eitler, in: Garcia, 1996, p. 195).

A investigação aqui retomada, ao apresentar a percepção de educadores em relação à formação que processaram durante sua formação inicial, indica que não raro há apressada apropriação de conceitos, ideias, teorias e de autores que apontam para mudanças nas práticas cotidianas de sala de aula. Porém, a importância da teoria a partir da qual a universidade coloca-se em situação de pesquisa é fundamental, apontando à origem da investigação e direção a ser adotada. Ou seja, a universidade deve gravitar em torno das preocupações fundamentais do que "derivam outras e que têm que ver com o ciclo do conhecimento. Este [...] Tem apenas dois momentos que se relacionam permanentemente: um é o momento em que conhecemos o conhecimento existente [...]; o outro, em que produzimos o novo [...]" (Freire, 1994, p. 192).

Na investigação de base freiriana, em sintonia com a formação de educadores, o imperativo é evitar o caráter de *invasão sobre o tema* a ser investigado, tornando indispensável criticar a atitude pela qual o "invasor reduz os homens do espaço invadido a meros objetivos de sua ação" (Freire, 1980, p. 41). Freire elabora tais reflexões tendo por base concepções de realidade, de ciência e opções metodológicas favoráveis à pesquisa alternativa, temas que reflete ao afirmar: "conhecer uma dada realidade [...] Enquanto nela atuamos ou para nela atuar, é saber em que realmente consiste a realidade concreta", assumindo demarcação conceitual ao lembrar que a "realidade concreta é algo mais que fatos ou dados tomados [...] Em si mesmos. Ela é todos esses fatos e mais a percepção que deles esteja tendo a população neles envolvida. Assim, a realidade concreta se dá a mim na relação dialética entre objetividade e subjetividade [...]". Demarcando conceitualmente o campo e o percurso metodológico, Freire coloca-os ante a opção do pesquisador, afirmando que se a mesma "é libertadora, se a realidade se dá a mim não como algo parado, imobilizado, posto aí, mas na relação dinâmica entre objetividade e subjetividade, não posso reduzir os grupos populares a meros objetos de minha pesquisa". Essa opção inclui o outro como sujeito da investigação: "não posso conhecer a realidade de que participam a não ser com eles como sujeitos também deste conhecimento que, sendo para eles, um conhecimento do conhecimento anterior (o que se dá ao nível da sua experiência quotidiana) se torna um novo conhecimento [...]". Defendendo envolvimento rigoroso e ético com quem o pesquisador realiza a investigação, Freire pergunta pela razão da produção científica: "a quem sirvo com a minha ciência? Esta deve ser uma pergunta constante [...]. E devemos ser coerentes com a nossa opção, exprimindo a nossa coerência na nossa prática" (Freire, in: Brandão, 1982, p. 34-36). Ou seja, Freire aponta, tal como Amado (2000, p. 70-71), para as perspectivas que a "pesquisa-formação" abre ao atuarmos com formação de educadores.

Para dar conta da tarefa anterior, lembro Uhle (1984, p. 90 ss) e armadilhas em que está envolvida a universidade: "[...] grave é a colaboração das universidades no desenvolvimento de projetos que comprometem a preservação da natureza e cujo objeto não é outro senão o 'progresso'". Para tanto, defende a autora, é central que se mantenha, na universidade, "[...] o espírito de livre associação, a livre circulação de ideias [...]". É preciso, para tanto, repensar os *campi* universitários, os quais, "com suas alamedas floridas, seus amplos jardins deixam transparecer uma paz sepulcral que não tem nada a ver com a vida e com a luta diária nesta nossa sociedade infestada por indústrias e transportes barulhentos e infectos". A pergunta que se faz a autora é: "serão exatamente estas as melhores condições para a realização do trabalho científico? Não será, porventura, o conflito dos acontecimentos externos, o fato de se viver num mundo ativo, de se participar de grande representação, de se chocarem forças, que sustenta a atividade da imaginação, o pensamento crítico, impedindo a esterilidade?" (idem, ibidem).

Tragtenberg (1979, p. 77 ss), ratificando o posicionamento de Uhle, lembra que a Universidade é uma instituição a serviço da classe dominante, ou seja, "[...] forma mão de obra destinada a manter nas fábricas o despotismo do capital; nos institutos de pesquisa, cria aqueles que deformam dados econômicos em detrimento dos assalariados; nas escolas de direito forma os aplicadores de legislação de exceção; nas escolas de medicina [...]". Enfim, arremata Tragtenberg (1929-1998), "trata-se de um 'complô de belas almas' recheadas de títulos acadêmicos, de doutorismo substituindo o bacharelismo, de uma pedantocracia (governo ou influência do pedantismo ou das mediocridades ambiciosas), da produção de um saber a serviço do poder, seja ele de que espécie for".

Tanto Uhle como Tragtenberg apostam na exposição não apenas das fragilidades das instituições que estão à frente da produção científica e intelectual do Brasil e dos programas de formação de educadores, mas, muito particularmente, dos motivos que levam as pessoas que nelas atuam a produzir o que produzem, ou seja, ciência a favor da vida ou a serviço do mercado. E a formação de educadores, atravessada pela boa discussão ética, pode fortificar a ideia que não pouco lemos em nossa literatura educacional, bastante acentuada por Freire: a educação sozinha nada pode, mas sem ela, da mesma forma, pouco podemos, quando a meta é tornar o mundo lugar e tempo felizes para todas as pessoas que nele vivem.

Referências bibliográficas

AMADO, João da Silva. *A construção da disciplina na escola*: suportes teórico-práticos. Porto: ASA Editores II, 2000. (Col. Cadernos Criap, n. 9.)

BRANDÃO, Carlos R. *Pesquisa participante*. 2. ed. São Paulo: Brasiliense, 1982.

CHAUI, Marilena. A universidade operacional. *Folha de S.Paulo*. São Paulo, 9 maio 1999a, caderno Mais!

FREIRE, Paulo. *A importância do ato de ler*: em três artigos que se complementam. 5. ed. São Paulo: Cortez, 1983.

_____. *À sombra desta mangueira*. São Paulo: Olho d'Água, 1995.

_____. *Cartas a Cristina*. Rio de Janeiro: Paz e Terra, 1994.

_____. *Conscientização*: teoria e prática da libertação. 3. ed. São Paulo: Moraes, 1980.

_____. *Pedagogia da autonomia*. São Paulo: Paz e Terra, 1997.

FREIRE, Paulo. *Pedagogia da esperança*: um reencontro com a pedagogia do oprimido. 3. ed. Rio de Janeiro: Paz e Terra, 1994.

_____. *Pedagogia da indignação*: cartas pedagógicas e outros escritos. São Paulo: Unesp, 2000.

_____. *Pedagogia do oprimido*. 11. ed. Rio de Janeiro: Paz e Terra, 1982.

_____. *Professora sim, tia não*: cartas a quem ousa ensinar. 2. ed. São Paulo: Olho d'Água, 1993.

_____; SHOR, Ira. *Medo e ousadia*: cotidiano do professor. 5. ed. São Paulo: Paz e Terra, 1996.

GARCIA, Regina Leite (Org.). *A formação da professora alfabetizadora*. São Paulo: Cortez, 1996.

GHIGGI, Gomercindo. *A pedagogia da autoridade a serviço da liberdade*: diálogos com Paulo Freire e professores em formação. Pelotas: Seiva, 2002.

HORKHEIMER, Max. *Teoria crítica*: uma documentação. São Paulo: Perspectiva/Edusp, 1990.

LAÊRTIOS, Diógenes. *Vidas e doutrinas dos filósofos ilustres*. Brasília: Editora da UnB, 1988.

McLAREN, Peter. A pedagogia da possibilidade de Paulo Freire. *Educação, Sociedade & Culturas*. Porto: Afrontamento, n. 10, p. 57-82, 1998.

_____. *Utopias provisórias*: as pedagogias críticas num cenário pós-colonial. Petrópolis: Vozes, 1999.

_____; LEONARD, Peter; GADOTTI, Moacir (Orgs.). *Freire*: poder, desejo e memórias de libertação. Porto Alegre: ArtMed, 1998.

TRAGTENBERG, Maurício. A delinquência acadêmica. *Educação e Sociedade*, São Paulo: Cedes/Cortez, ano I, n. 3, 1979.

UHLE, Agueda Bernardete. O isolamento social da Universidade. *Educação e Sociedade*, São Paulo: Cedes/Cortez, ano VI, n. 18, 1984.

CAPÍTULO 2
As dimensões ética e política na formação docente

Valdemir Guzzo*

A formação acadêmica pode levar o futuro professor a assumir valores éticos e políticos na sua ação educativa? A questão procura compreender as relações possíveis existentes entre ética, política e educação em um mundo em que esses valores parecem distantes se pensarmos a ética, especificamente, como normativa de princípios sociais.

A educação vem se constituindo em elemento de separação social e é a partir dessa divisão que se pode compreender a crise nela instalada, que contribui para uma atuação pedagógica, muitas vezes, inibidora. Ao falarmos em crise na educação, sabemos que não estamos diante de fatos novos. Sobre essa crise, Cortella (1999, p. 9) afirma:

---

* Doutor em Educação pela Unisinos, professor da Universidade de Caxias do Sul. *E-mail*: <vgguzzo@ucs.br>.

A crise na educação tem sido inerente à vida nacional porque não atingimos ainda patamares mínimos de uma justiça social compatível com a riqueza produzida pelo país e usufruída por uma minoria. Não é, evidentemente, "privilégio" da educação; todos os setores sociais vivem sucessivas e contínuas crises.

A emergência de uma nova escola, para que se possa compreender a crise da educação para uma atuação político-pedagógica transformadora, envolve a formação do professor, no sentido de construir-se a partir da consciência política e ética de sua práxis. A clareza a respeito da natureza ética e política da educação poderá possibilitar ao professor auxílio a si e aos seus alunos, na medida em que o fará compreender que esses componentes fazem parte de maneira indissociável de sua formação. A escola, inserida em um ambiente social, terá a possibilidade de receber melhor análise crítica se os fundamentos das ações docentes se voltarem para a tarefa de construção da cidadania para todos: alunos e professores.

Com a aprovação da Lei de Diretrizes e Bases da Educação Nacional em 1996, alcançar a cidadania passou a ser uma das tarefas-chave da educação básica. Entende-se aqui cidadania como a possibilidade de máxima realização das potencialidades do sujeito aprendente e sua participação social e política no país, em um processo de formação para a vida. O tema da educação para a cidadania não constitui algo novo. No berço da filosofia ocidental, Aristóteles reconhecia várias espécies de cidadãos, "mas os verdadeiros cidadãos são apenas os que participam dos cargos" (1991, p. 40). Enquanto ser político, constituindo-se cidadão não apenas pelo local de nascimento nem pelos direitos legais que ali adquire, o sujeito é conduzido à cidadania a partir de sua participação ativa na comunidade, conquistando-a, portanto, por sua participação na vida pública. Mais tarde, para as revoluções burguesas que instauraram o capitalismo na Europa, a educação foi concebida como formação do cidadão.

Hoje, na LDBEN essa orientação é mantida e ganha ênfase ao tornar-se componente essencial na consecução dos objetivos da educação escolar no ensino básico. Tomando-se a educação básica como voltada a proporcionar a indispensável estrutura formativa para o exercício da cidadania, poderíamos nos questionar em relação ao significado dessa formação e que valores seriam necessários para realizá-la.

Os Parâmetros Curriculares Nacionais (PCNs) enfatizam a valoração dos conteúdos da escola no sentido de garantir acesso aos "saberes elaborados socialmente" (Brasil, 1997, p. 44), que, nesse enfoque, se constituem em instrumentos para o desenvolvimento e exercício da cidadania democrática e devem estar "em consonância com as questões sociais que marcam cada momento histórico" (idem, ibidem, p. 45).

Exercer a cidadania, no entanto, tem o pressuposto de dar aos indivíduos a possibilidade de participar das diferentes esferas da vida pública. Para que essa participação possa se efetivar, importa ao jovem poder emitir juízos de valor, ter a capacidade de refletir e ter presente uma posição crítica que lhe permita argumentar de maneira consistente diante de questões pessoais e sociais. Nesse contexto, há a presença do pensamento aristotélico, que coloca a cidadania como fruto de uma ação humana conquistada pela sua participação no espaço público (Aristóteles, 1991, p. 37-44).

A formação escolar deve possibilitar aos alunos, tomando-se como parâmetro os PCNs, "condições para desenvolver competência e consciência profissional, mas não restringir-se ao ensino de habilidades imediatamente demandadas pelo mercado de trabalho" (Brasil, 1997, p. 47). Prepará-los desse modo significa dar-lhes a possibilidade de perceber os valores e significados presentes como elementos da cultura, no contexto social, permitindo ações participativas e transformadoras. Nesse sentido, afirma Rodrigues (1987, p. 58) que

> hoje, preparar culturalmente os indivíduos significa possibilitar-lhes a compreensão da visão de mundo presente na sociedade, para que possam agir-aderindo, transformando e participando da mudança dessa sociedade. Sem essa compreensão, torna-se inviável a participação efetiva do indivíduo nessa produção cultural.

A importância da participação da escola nesse segmento está diretamente relacionada às possibilidades de amadurecimento na comunidade escolar, de pensamento científico crítico permitindo a análise e a busca de argumentos e alternativas para solucionar problemas. Poderíamos agregar a esse amadurecimento crítico a relevância pelo desenvolvimento de valores sociais de respeito ao homem que possibilitem oferecer caminhos a docentes e educandos para um maior respeito à vida e às diferenças culturais, permitindo-lhes um convívio harmônico com normas de valorização do homem e o bem-estar da sociedade.

Para desenvolver uma formação voltada para a cidadania como aqui compreendida, torna-se importante a organização ou a reorganização da escola como espaço aberto para o diálogo e para o questionamento crítico, tendo o ser humano como sujeito e agente de uma educação escolar que atenda às necessidades, tanto quanto possível, dos diferentes grupos sociais.

A escola surge como a grande idealizadora da tarefa de transformação dos ideais sociais para a concretude da vida do homem e como o lugar em que os sujeitos "se encontram para a pronúncia do mundo, para a sua transformação" (Freire, 1987, p. 166). Como parte dessa organização do espaço escolar ganha força a formação ética e política do professor no sentido de construir um novo projeto educacional, tendo como fundamento a forma de ação reflexiva.

A emergência de um estudante cidadão e de uma escola voltada para a formação nesse sentido passa, seguramente, por uma mudança na formação do professor, dirigindo seus atos a partir da consciência política e ética de sua práxis. Os elementos de reprodução social que afetam a escola também terão melhor análise se os fundamentos das ações docentes se voltarem para a possibilidade de construção da cidadania.

> Fala-se muito que é tarefa da educação a formação da cidadania. É tarefa dos professores contribuir com seu trabalho para essa formação.

Eles o farão, se sua ação se realizar continuamente na direção da competência, na articulação dialética das dimensões dessa competência (Rios, 2003, p. 107).

As regulamentações que estruturam o trabalho docente não só determinam possibilidades, mas também limitam suas ações. Apesar das limitações impostas, entendo como fundamental o trabalho do professor na ocupação de seu espaço e na ampliação de seu trabalho, em um exercício de autonomia aplicando seu potencial criativo.

Percebo como importante a tarefa mediadora do professor, entre a experiência do aluno e uma atividade crítica e cultural mais ampla. É imprescindível, nesse ambiente humano, não apenas reavaliar suas práticas, mas também seu próprio processo de formação. Pressupõe-se uma mediação que expresse relações de momentos diferentes de um todo e que "implica uma conexão dialética de tudo o que existe, numa busca de aspectos afins, manifestos no processo em curso" (Cury, 1995, p. 43).

"A compreensão dos significados do espaço escolar nos leva a refletir sobre a formação continuada, em que a escola se transforma em lugar e o lugar se constitui em território" (Cunha, 2008, p. 184-185).

Os lugares se constituem "na medida em que os interlocutores os nomearem e expressarem os significados da experiência de formação que vivenciaram" (Cunha, 2008, p. 186). Os territórios são percebidos a partir de "indicadores que incluem o aporte legal e institucional que sustenta as propostas e os programas de formação" (idem, ibidem,p. 186). Para a mesma autora, o espaço dá a possibilidade de formação, mas não garante sua realização: "o espaço, então, sendo sempre potencial, abriga a possibilidade da existência de programas de formação docente, mas não garante a sua efetivação" (Cunha, 2008, p. 184). É preciso dar-lhes significado para que se constituam em lugares e dar-lhes reconhecimento para que se transformem em territórios.

Os cursos de formação inicial de professores, especialmente as licenciaturas, recebem estudantes que trazem uma bagagem de conceitos e representações adquiridos durante sua vida escolar sobre o papel da escola e do professor. Estes irão influenciar a sua representação de docência. É comum, nas licenciaturas, a procura dos estudantes por um receituário pronto e disponibilizado a partir de técnicas previamente definidas. Há a percepção de formação que compreende a universidade como espaço potencial de sua constituição como docente. Essa trajetória, entretanto, precisa garantir processos formativos sólidos, articulando o "como fazer" com o "por que fazer", na direção do que critica Giroux (1997, p. 159):

> em vez de aprenderem a levantar questões acerca dos princípios que subjazem os diferentes métodos didáticos, técnicas de pesquisa e teorias da educação, os estudantes com frequência preocupam-se em aprender o "como fazer", "o que funciona" ou o domínio da melhor maneira de ensinar um "dado" corpo do conhecimento.

Ao longo do exercício profissional, o professor vai construindo novas *competências*, pois é sabido que a formação não é decorrência única de um curso preparatório. Considero importante, contudo, essa base de formação docente na universidade, por ser esta um espaço destinado a construir os fundamentos necessários para a atividade. É aqui que aprofundamos os conhecimentos teóricos e técnicos e que procuramos descobrir o papel desempenhado pelo professor na compreensão dos fenômenos sociais.

Uma vez que pretendemos construir uma escola que atue na formação do cidadão, essa condição passa pela cidadania docente, na busca por novas referências para mudar a estrutura do sistema socioeconômico que a dirige. Essa possibilidade de mudanças passa, portanto, pela assunção de uma atitude crítica do professor, tendo consciência de sua posição no ambiente social, situação que envolve componentes de estudos éticos e políticos, centrando o modelo de crescimento no próprio homem. A educação é parte da vida cotidiana desse sujeito, estando sua educação moral ligada ao ambiente social.

As questões éticas e políticas na educação visam a uma apropriação conceitual da atividade docente, permitindo ao professor com sólida formação nesses campos, melhores condições de fazer escolhas e de analisar criticamente os projetos educacionais. Investir na prática, sem a necessária valorização do saber teórico, é conduzir para a formação de um profissional preparado para a reprodução curricular e pouco afeito à construção de argumentos para criticar políticas e tomar decisões educacionais. "Há escolhas, há exigências de caráter social no que se chama de técnico, no ensino, no trabalho educativo. E essas escolhas têm implicações ético-políticas" (Rios, 1997, p. 56).

É nesse sentido que percebo a importância de uma formação voltada para a aquisição de uma visão de mundo mais ampla e mais crítica, para formar profissionais capazes de percorrer e dar novos caminhos aos desafios educacionais de nossa época. Uma visão crítica da realidade não produz imediatamente, como num passe de mágica, uma intervenção crítica, "mas é um primeiro passo, se se pode ver com clareza o apelo da necessidade que está presente no real" (Rios, 1997, p. 59).

A questão ética, como reflexão sobre o ato moral que legitima nossas relações sociais, introduz, no ambiente educativo, a dimensão do sujeito. Por ela questionamos os princípios e o que fundamenta um campo humano, levando-nos a pensar na questão desse sujeito como elemento singular. Essa dimensão introduz na problemática pedagógica conceitos e objetivos que vão além das práticas escolares propriamente ditas e que estão ligados à autonomia, à disciplina e ao próprio sujeito no contexto social.

A questão ética não pode estar desvinculada da fundamentação cultural que nos encaminha para reconstruir e reorganizar conceitos a fim de que possamos comparar, intervir, escolher e decidir sobre nossas trajetórias como seres histórico-sociais. Procura reconhecer a singularidade essencial do ser humano e tem como objetivo romper com os modelos de formatação de um sujeito-objeto, não transformando a experiência educativa em um mero treinamento técnico. Reforço essas concepções a partir do que afirma Paulo Freire (1997, p. 134):

Não importa em que sociedade estejamos, em que mundo nos encontremos, não é possível formar engenheiros ou pedreiros, físicos ou enfermeiros, dentistas ou torneiros, educadores ou mecânicos, agricultores ou filósofos, pecuaristas ou biólogos sem uma compreensão de nós mesmos enquanto seres históricos, políticos, sociais e culturais; sem uma compreensão de como a sociedade funciona. E isto o treinamento supostamente apenas técnico não dá.

É pela ética que somos levados a assumir uma atitude de desvelamento, substituindo uma educação *bancária* por uma ação verdadeiramente democrática e mais profunda, numa perspectiva de relações pedagógicas de autonomia, em direção ao outro sujeito e superando as marcas da natureza, da história, da cultura e da sociedade. A ética não pode ser tomada no plano de uma moral individual em que regras particulares se sobrepõem ao ambiente coletivo. A dimensão ética, para Eco, "começa quando entra em cena o outro. Toda lei, moral ou jurídica, regula relações interpessoais, inclusive aquelas com um outro que a impõe" (1998, p. 95).

Ocupando-se do seu objeto — as ações morais —, a ética pretende chegar a resultados que não procurem ideologizar ou anunciar convicções a partir de uma visão de mundo, elaborando enunciados válidos não apenas subjetivos, mas susceptíveis de uma validade objetiva. A ética enquanto moral está associada ao conjunto de princípios reguladores dos atos humanos, e preparar professores éticos significa prepará-los para desenvolverem ações de esclarecimento do modo de ser da práxis e buscarem a construção de uma autoconsciência crítica, moralmente determinada a partir da argumentação e fundamentação ética.

A intencionalidade diante do outro apresenta-se como respeito, como acolhimento prático da ação pedagógica. Essa intencionalidade é conduzida por caminhos éticos e permitirá testemunhar aos educandos a maneira "como pensamos, as razões por que pensamos desta ou daquela forma, os nossos sonhos, os sonhos por que brigamos, mas, ao mesmo tempo, dando-lhes provas concretas, irrefutáveis, de que respeitamos suas opções em oposição às nossas" (Freire, 2001, p. 38).

A relação pedagógica manifesta-se como uma forma de relação ética, fora de qualquer espécie de domínio teórico, desbordando a esfera do cognoscível, uma vez que o conhecimento, enquanto imanente, sempre a monopoliza. A relação pedagógica estabelece-se, assim, como uma relação transcendente, encaminhando-se em direção ao outro, superando os horizontes da natureza, da cultura e da sociedade "sem nunca esquecer que o verdadeiro comportamento moral coloca sempre em ação os indivíduos como tais, pois o ato moral exige a sua decisão livre e consciente, assumida por uma convicção anterior e não por uma atitude exterior e impessoal" (Sánchez Vázquez, 2006, p. 10).

O processo educativo é sustentado, em sua raiz, pela ética, que é a própria essência do ato de ensinar. Para Paviani (2005, p. 116), "a ética e a moralidade orientam, dimensionam e qualificam os atos humanos. Orientam ao dar-lhes um sentido; dimensionam ao oferecer-lhes uma finalidade e qualificam ao definir-lhes valores específicos". Os atos humanos são constituintes da organização social, regrados por leis e normas às quais deve o sujeito se submeter. Nessa organização social, aparece a relação entre moral e política realizada pela ação humana a partir de valores que fazem parte de seu contexto.

Ao introduzir a ética no campo educativo, estamos procurando refletir sobre os problemas inerentes ao processo educativo e aos princípios que essa reflexão demanda. Falaremos, enfim, de valores. Para Kullok (2000), a discussão acerca da ética e da recuperação de valores com ênfase nos princípios morais é a grande sinalizadora da sociedade moderna. Para esta autora, "a modernidade debate-se na crise da subjetividade, liberdade e consciência, daí a importância da escola em trabalhar estes valores" (2000, p. 43).

E a questão política nos remete ao conceito de que educar politicamente é promover ações no diálogo, na práxis, na autonomia, na esperança, na criatividade, na justiça e na liberdade. Os professores aprendem também por uma forma de transformação pessoal, o que lhes permite ensinar seus estudantes a fazê-lo, envolvendo uma visão holística de mundo. Isso significa conhecer o estudante e saber das condições em que vive. Para Fernandes (1986, p. 24),

> Pensar politicamente é alguma coisa que não se aprende fora da prática. Se o professor pensa que sua tarefa é ensinar o abc e ignora a pessoa de seus estudantes e as condições em que vivem, obviamente não vai aprender a pensar politicamente ou talvez vá agir politicamente em termos conservadores, prendendo a sociedade aos laços do passado, ao subterrâneo da cultura e da economia.

Quanto mais os professores conhecerem os resultados de suas ações e de seus impedimentos sociais, maiores serão as possibilidades de engajamento político, não produzindo, em consequência, um ensino técnico, mas trazendo os fatos para perto da consciência dos alunos, também futuros professores. "Numa palavra, o político constitui o próprio ser do ato educativo, enquanto ato humano e, como tal, inserido na luta concreta dos homens" (Coelho, 1986, p. 38).

A educação é um processo inerentemente político cuja dimensão se efetiva também "no vir-a-ser, no movimento da ação educativa, no próprio processo dessa ação se concretizar no cotidiano de sala de aula, a cada momento, a cada procedimento, por mais simples que seja" (Oliveira, 1987, p. 37). Para executar esse "movimento" de ação educativa, o professor precisa de "instrumentos intelectuais para ser crítico diante desta realidade e para, nessa realidade, desenvolverem uma prática, que vá além da escola" (Fernandes, 1986, p. 30).

Partindo dessas considerações percebe-se a educação com trânsito pela formação ética e política do professor, para que este adquira a possibilidade de agir no desenvolvimento de uma visão crítica de mundo, teoricamente baseado na construção das consciências dos próprios estudantes. Essa formação deve permitir ao educador compreender as exigências de uma formação científica, técnica e política sólida e viabilizadora de uma prática pedagógica crítica e consciente.

Ao se desejar a cidadania, temos consciência de que os homens, em sua maioria, não a vivenciam. Como o professor, elemento mediador para uma educação básica cidadã, compreende e vive sua cidadania? Demo (2002, p. 87) nos fala da gravidade, em termos de qualidade política, da educação básica como instrumento fundamental da cidadania, pois, para ele, "o professor não poderia ser agente dela, sem ser, ele mesmo, cidadão".

A escola é elemento social e com esta sociedade faz suas trocas possibilitando a organização do amanhã. Diferentemente de ditar normas ou receber e atender aos interesses dominantes emanados pela sociedade, a escola está nela inserida e procura compreender os aspectos culturais, históricos e sociais da produção do conhecimento que sensibilizarão as condições de vida do grupo social.

Nessa articulação percebo a presença do sonho Freireano de uma sociedade não apartada da utopia para não se perder o sentido do humano, na busca por uma convivência o mais igualitária possível. Os determinantes políticos refletidos nas relações de poder encaminham para o entendimento de que o conhecimento é um processo eminentemente político.

A análise dessas questões envolvendo o professor e suas representações é um estudo do contexto cultural, das relações de poder ou, em síntese, de política. E o que nos permite identificar a concepção ingênua de sociedade, de educação e de escola é a "perspectiva política presente na ação educativa" (Rios, 1997, p. 39). Percebe-se a presença da dimensão pedagógica, envolvendo a análise e a interpretação que faz o professor do conhecimento por ele proposto para que a educação ultrapasse a condição de um jogo sem significado, como um ritual de passagem para a vida adulta. Nesse espaço, o amálgama da fundamentação epistemológica e política, enquanto produção e apropriação de conhecimentos, pode possibilitar a reflexão sobre a prática docente. Como salienta Rios (2003, p. 104), as ações humanas estabelecem relações produzindo vida e atribuindo-lhe significados: "é no espaço político que transita o poder, que se configuram acordos, que se estabelecem hierarquias, que se assumem compromissos. Daí sua articulação com a moral — e a necessidade de sua articulação com a ética".

A dimensão política busca, ainda, permitir ao educador uma abordagem profissional em relação às suas atividades, em contraponto com o senso comum e, ao mesmo tempo, instrumentalizar-se para interpretar o que produz, evitando repetições. Dimensão esta que lhe permite penetrar na natureza do conhecimento escolar, estabelecendo relações entre poder e ensinar, buscando encontrar novos caminhos para uma melhor conexão entre a escola e a sociedade. Essa responsabilidade diz respeito ao educador e ganha instância política na medida em que não encontramos indivíduos descompromissados.

Saviani (1980, p. 98) salienta que a importância política da educação reside na sua função de socialização do conhecimento. Diz o autor que

> é, pois, realizando-se na especificidade que lhe é própria que a educação cumpre sua função política. Daí eu ter afirmado que ao se dissolver a especificidade da contribuição pedagógica anula-se, em consequência, a sua importância política.

Educar para a socialização significa abrir caminhos para indivíduos tomarem parte de uma sociedade concreta definida ideologicamente. A socialização se manifesta no entender os modos e os valores existentes nas comunidades, e é tarefa do educador possibilitar ao educando o acesso crítico aos elementos culturais desse meio. A educação para a socialização é entendida aqui como forma de ação na sociedade, e não como acúmulo de conhecimentos. É uma educação política que rejeita a manipulação e a formação do professor preso exclusivamente aos horários, bibliografias, programas e todas as formas de afastamento dos movimentos sociais. Esta é uma grande descoberta: a educação é política. Nesse contexto, o professor é "uma pessoa que está em tensão política permanente com a realidade e só pode atuar sobre essa realidade se for capaz de perceber isso politicamente" (Fernandes, 1986, p. 31).

Depois de descobrir que também é um político, o professor tem de se perguntar: "que tipo de política estou fazendo em classe?", isto é, "estou sendo um professor em favor de quem?" (Freire, 1986, p. 60).

Freire utiliza esses argumentos afirmando que somente um entendimento crítico poderia levar à liberação da mente e, nesse contexto, o professor crítico aprende com as peculiaridades críticas dos seus alunos. Nesse processo de socialização, o estudante tem na escola mais uma maneira de ver o mundo, de aceitar certos valores e negar ou rejeitar outros.

Componentes éticos e políticos, portanto, estão presentes para o educador, como possibilidade de desafio ao *status* das escolas onde atua ou atuará, mas, acima de tudo, aparecem como fundamentação social, visando a uma análise mais profunda de suas ações. "O professor que não leva a sério sua formação, que não estuda, que não se esforça para estar à altura de sua tarefa não tem força moral para coordenar as atividades de sua classe" (Freire, 1996, p. 103).

A dimensão ética não está presente apenas na competência do educador, mas também na sua maneira de fazer educação. Por isso, há o compromisso ético com sua formação e permanente qualificação como sujeito profissional, capaz de uma ação competente. Esta concepção de formação pode estar centrada na cultura, como preconizado por Aristóteles, Comenius, Rousseau, Hegel e estudiosos que marcaram com suas teorias o pensamento educacional do Ocidente, possibilitando o desenvolvimento das capacidades naturais dos educandos. Isto se traduz em "saber fazer bem o dever" (Rios, 1997, p. 9) e abre possibilidades de se pensar, ao menos, em produzir mudanças significativas na sociedade.

Princípios de ética e de política na formação docente são fundamentos, dessa forma, para instrumentalizar os caminhos da escolarização. Ética e política estão presentes para fazer desenvolver nos alunos da graduação, futuros educadores, a compreensão da estrutura do seu processo de aprendizado, aprofundando-o numa dimensão efetiva da educação.

Referências bibliográficas

ARISTÓTELES. *A política*. São Paulo: Martins Fontes, 1991.

BRASIL. Ministério da Educação e do Desporto. Secretaria de Educação Fundamental. *Parâmetros Curriculares Nacionais*: introdução aos Parâmetros Curriculares Nacionais. Brasília: MEC/SEF, 1997.

COELHO, Ildeu Moreira. A questão política do trabalho pedagógico. In: BRANDÃO, Carlos R. (Org.). *O educador*: vida e morte. 7. ed. Rio de Janeiro: Graal, 1986.

CORTELLA, Mario Sergio. *A escola e o conhecimento*: fundamentos epistemológicos e políticos. 2. ed. São Paulo: Cortez; Instituto Paulo Freire, 1999.

CUNHA, Maria Isabel da. Os conceitos de espaço, lugar e território nos processos analíticos de formação dos docentes universitários. *Revista Educação*, São Leopoldo: Unisinos, v. 12, n. 3, p. 182-186, set./dez. 2008.

CURY, Carlos R. J. *Educação e contradição*: elementos metodológicos para uma teoria crítica do fenômeno educativo. 6. ed. São Paulo: Cortez, 1995.

DEMO, Pedro. *Desafios modernos da educação*. 12. ed. Petrópolis: Vozes, 2002.

ECO, Umberto. *Cinco escritos morais*. 2. ed. Rio de Janeiro: Record, 1998.

FERNANDES, Florestan. A formação política e o trabalho do professor. In: CATANI, Denise B. et al. (Org.). *Universidade, escola e formação de professores*. São Paulo: Brasiliense, 1986.

FREIRE, Paulo. *Pedagogia do oprimido*. 17. ed. Rio de Janeiro: Paz e Terra, 1987.

_____. *Educação como prática da liberdade*. 22. ed. Rio de Janeiro: Paz e Terra, 1996.

_____. *Pedagogia da esperança*: um encontro com a pedagogia do oprimido. 4. ed. Rio de Janeiro: Paz e Terra, 1997.

_____. *Política e educação*: ensaios. 6. ed. São Paulo: Cortez, 2001.

GIROUX, Henry A. Professores como intelectuais transformadores. In: _____. *Os professores como intelectuais*: rumo a uma pedagogia crítica da aprendizagem. Porto Alegre: Artes Médicas, 1997.

KULLOK, Maisa Gomes Brandão. *As exigências da formação do professor na atualidade*. Maceió: Edufal, 2000.

OLIVEIRA, Betty. A socialização do saber sistematizado e a dimensão política da prática especificamente pedagógica. In: _____; DUARTE, Newton. *A socialização do saber escolar*. São Paulo: Cortez, 1987.

PAVIANI, Jayme. *Problemas de filosofia da educação*: o cultural, o político, o ético na escola, o pedagógico, o epistemológico no ensino. 7. ed. Caxias do Sul: Educs, 2005.

RIOS, Terezinha Azeredo. *Ética e competência*. 5. ed. São Paulo: Cortez, 1997.

_____. *Compreender e ensinar*: por uma docência da melhor qualidade. 4. ed. São Paulo: Cortez, 2003.

RODRIGUES, Neidson. *Por uma nova escola*: o transitório e permanente na educação. 6. ed. São Paulo: Cortez, 1987.

SÁNCHEZ VÁZQUEZ, Adolfo. *Ética*. 28. ed. Rio de Janeiro: Civilização Brasileira, 2006.

SAVIANI, Dermeval. *Educação*: do senso comum à consciência filosófica. São Paulo: Cortez, 1980.

SHOR, Ira; FREIRE, Paulo. *Medo e ousadia*: o cotidiano do professor. 8. ed. Rio de Janeiro: Paz e Terra, 1986.

CAPÍTULO 3

Formação de professores, ética, solidariedade e cidadania: em busca da *humanidade* do humano

Cleoni Maria Barboza Fernandes*

> Esta é uma grande descoberta: a educação é política! Depois de descobrir que também é um político, o professor tem de se perguntar: "Que tipo de política estou fazendo em classe?" Ao se perguntar a favor de quem está educando, o professor também deve perguntar-se contra quem está educando. Claro que o professor que se pergunta a favor de quem e contra quem está educando também deve estar ensinando a favor e contra alguma coisa. Essa *coisa* é o projeto político, o perfil político da sociedade, o *sonho* político (grifos do autor).
>
> *Freire* e *Shor*

---

* Professora e pesquisadora do Programa de Pós-Graduação da Pontifícia Universidade Católica do Rio Grande do Sul. E-mail: <cleofernandes@terra.com.br>.

> A cidadania é o direito a ter direitos, pois a igualdade em dignidade e direito dos seres humanos não é um dado. É um construído da convivência coletiva, que requer acesso ao espaço público. É este acesso ao espaço público que permite a construção de um mundo comum através do processo de asserção dos direitos humanos.
>
> *Hannah Arendt*

Em busca da *humanidade* do humano

Começo este texto com a sensação de adentrar num terreno que se movimenta, ora em espiral, ora em fita moebius, mas não na linearidade de pensamento e/ou de ação. Este texto fala de Formação de Professores e cidadania, portanto de gentes[1] — como desafios e possibilidades de vivenciar valores como a ética e a solidariedade, os quais podem nos recolocar a educação e a reinvenção da cidadania, situadas e datadas em um mundo de perplexidades e de descartabilidade da vida, seja ela individual e/ou coletiva.

Pensar o mundo hoje, marcado por um *presentismo* assustador, que no seu discurso aponta para um individualismo possessivo[2] e exacerbado que nos amedronta, ao mesmo tempo, também pode nos mobilizar como militantes de um processo humanizante e de uma *educação*

---

1. Aqui compreendido tal como está no verbete gente/gentificação: o *uso* dessa palavra e/ou dessa expressão traz uma marca semântica muito forte do radical grego *logos*, palavra, expressão de, e que se contrapõe ao sentido dado pelo *Dicionário*, que traz um sentido marcado pela indeterminação da quantidade de pessoas. Freire produz um sentido caloroso de humanidade, nucleado como ser humano, e que está ameaçado na sua condição de *ser gente* (FERNANDES, Cleoni. Verbete gentificação. In. STRECK, Danilo et al. (Org.). *Dicionário Paulo Freire*. Belo Horizonte: Autêntica Editora, 2008).

2. Individualismo possessivo: "O retrato do sujeito burguês, que Sharp diz ter sido montado por MacPherson com apoio em Locke, Hobbes e Sevellers, descreve-o como possessivo, individualista, confiante em sua capacidade de trabalho, livre da dependência ao desejo dos outros, voluntariamente assumindo contratos com seus próprios cálculos de autointeresse e ainda capaz de apropriação infinita. Este sujeito vê as relações sociais como relações de mercado e a sociedade política como um mal necessário para a proteção de seus bens e de sua pessoa" (Leite, 1990, p. 152-153).

libertadora (Freire, 1987) em que seja possível nos abastecermos para a produção de sentidos[3] do que fazemos ou desejamos fazer em nossa travessia por este mundo.

E pensar em educação é pensar em vida construída em tensões e contradições, em relações indissociadas em uma implicação permanente como ato político, sócio-histórico e cultural. A educação está em todos os lugares por onde andamos, aprendemos a *com-viver* e a viver com ela. Nessa tecitura cotidiana da vida, interagimos com a educação como um processo histórico intencional existencial que produz e é produzida com os condicionantes desse processo histórico e cultural em cada tempo e em cada lugar.

E refletir sobre a educação e cidadania, especialmente, do lugar de onde falo, exige uma aprendizagem contínua de educação da sensibilidade para trabalhar com valores humanamente universais da dignidade da *pessoa humana* e com uma leitura histórico-cultural da realidade com a realidade — o lugar de professora dessa complexa área de conhecimento.

Assumo, assim, a ansiedade de lançar-me a uma reflexão que possa trazer uma síntese que, ao mesmo tempo, contemple a *boniteza* e a complexidade do vivido em experiências individuais e coletivas, refletidas no convívio cotidiano de ser *professora formadora de professores em formação*.

Apoio-me em Freitas (2005, p. 4), quando este autor, ao apresentar seu livro, diz que:

> [...] não tenho aqui a pretensão de falar como um filósofo ou sociólogo, que não sou, mas sim como um educador preocupado com o tempo presente e que tem a necessidade de situar-se no cenário global. Sou educador e não filósofo. A vantagem é que, não sendo filósofo, desconheço os riscos que correrei ao fazer certas afirmações, o que se por um

---

3. Está fundado na ideia de Marilena Chaui: o mundo suscita sentidos e palavras, as significações levam à criação de novas expressões linguísticas, a linguagem cria novos sentidos e interpreta o mundo de maneiras novas (Chaui, 1998, p. 149).

lado me deixa menos preciso, por outro me deixa menos inibido para fazer as considerações que julgo necessárias neste momento, olhando mais para as implicações políticas.

É com esta referência e estes riscos que, sob o filtro do meu olhar, tentarei tecer a multiplicidade de fios que se entrelaçam na leitura do mundo em que hoje vivemos, entranhados por marcadores visíveis e invisíveis que habitam nosso cotidiano, nem sempre percebidos, mas sentidos e incorporados em nossas ações.

Nessa perspectiva, a condição para compreender a Educação e também a possibilidade de reinventar a cidadania na sociedade é a própria VIDA e as pessoas que a produzem na concretude das relações do mundo da vida e do trabalho.

A produção de sentido que entremeia esta compreensão de educação assenta-se na concepção de História como possibilidade e não como determinismo (Freire, 1996), e a sustentação de ideia de cidadania relacionada aos direitos humanos, a partir da Declaração Universal de 1948[4] e, no caso brasileiro, com a Constituição de 1988, reconhecida como *constituição cidadã*.[5] Sem adentrar na profundidade desta temática, destaco que ela serve como pano de fundo para tratar da educação e da cidadania como possibilidades para enfrentar as ambiguidades e os paradoxos que envolvem esta relação.

---

4. Recupero a importância da reunião, no início de 1945, em Chapultepec — México, em que os vinte e um países da América se reuniram para firmar a tese de que um dos principais objetivos das Nações Unidas seria a elaboração de uma Carta dos Direitos do Homem (1948).

5. "A Constituição Cidadã, denominada pelo presidente da Assembleia Constituinte, deputado Ulysses Guimarães, inaugurou novo período político-jurídico ao restaurar o Estado Democrático de Direito, ampliar as liberdades civis e os direitos e garantias fundamentais e instituir um verdadeiro Estado Social [...]. A convocação da Constituinte no final de 1985 e a promulgação da Constituição em 5 de outubro de 1988 foram momentos decisivos no processo de democratização do país e um dos resultados de lutas históricas travadas por diversos setores da sociedade desde o golpe militar de 1964. A Câmara dos Deputados instituiu o ano de 2008 como o Ano da Constituição Cidadã." Disponível no portal da Câmara dos Deputados — A Constituição Cidadã: <www2.camara.gov.br/internet/legislacao/constituicaocidada/opiniao/a-constituicao-cidada>. Acesso em: maio 2009).

Educação e cidadania: uma relação *em espera*?

Ao falar de um lugar — a universidade, situada neste mundo —, compartilho com as ideias de Freire sobre o processo de desumanização da sociedade, das imensas desigualdades demandadas por uma lógica produtivista que vem nos exigindo um cuidado para não cairmos na armadilha de processos de produção da vida e da educação como se fora uma linha de produção em série.

Na educação que é Vida, especialmente, vivemos não apenas para um tempo Cronos — medido —, precisamos trabalhar com um tempo Cairós — cambiante, dançante, que nos permita *maturar, amadurecer*; precisamos viver/trabalhar com equilíbrio entre esses tempos, para ter tempo de não nos tornarmos *predadores de nós mesmos.*

Imersa nesse contexto e frente a estes desafios, as perguntas sobre outro *mundo possível* e sobre outra universidade se materializam: como mudar? Por onde iniciar? Que é conhecimento? Qual a ideia de ciência hoje? Como trabalhar com a avalanche de informações, transformando-a em conhecimento? Para que e para quem esse conhecimento? Que ciência é esta? Para que e para quem? Qual o papel da ética? O que é realmente cidadania? Como trabalhar com *práticas cidadãs?*

Voltando à História, encontro no livro de Sousa Santos, *Um discurso sobre as Ciências* (1987, p. 7), as questões feitas por Rousseau em 1750, na Academia de Dijon, ao receber um prêmio de mérito sobre sua obra:

> O progresso das ciências e das artes contribuirá para purificar ou para corromper nossos costumes? Há alguma relação entre a ciência e a virtude? Há uma alguma razão de peso para substituirmos o conhecimento vulgar que temos da natureza e da vida e que partilhamos com os homens e mulheres da nossa sociedade pelo conhecimento científico produzido por poucos e inacessível à maioria? Contribuirá a ciência para diminuir o fosso crescente em nossa sociedade entre o que se é e o que se aparenta ser, o saber dizer e o saber fazer, entre a teoria e a prática? Perguntas que ele responde, de modo igualmente simples, com um redondo não.

Quando os acadêmicos de Dijon esperavam por uma resposta que reforçasse o avanço da ciência e da tecnologia que melhorou as condições de vida e, na visão deles, melhorariam cada vez mais essas condições, sustentados na razão científica de uma pesquisa "inquestionada", ele os enfrentou com uma negativa que lançava a suspeita sobre essa racionalidade única — a razão científica como a única razão.

Mobilizada por essas perguntas, percebo o quanto nos preocupamos em dar respostas, somos profissionais das respostas e esquecemos, muitas vezes, de fazer perguntas.

Isto nos leva, como nos fala Paulo Freire, a uma postura de aceitação tácita do que está posto, de uma visão acrítica do mundo da vida e do conhecimento, logo matamos teoricamente o germe da própria ciência que é a dúvida, tal como corajosamente nos apontou o mais democrata dos liberais: Jean Jacques Rousseau. Ciência que nos remete a uma concepção de teoria e de prática, como práticas sociais de acesso à igualdade, de construção cidadã.

Ao concordar com essas questões, concebo o conhecimento como uma criação sintética de uma prática coletiva, que envolve a relação dos sujeitos que produzem o meio sociocultural, percebendo que há formas de produção de conhecimento diferenciadas em cada época da história e de suas condições possíveis naquele momento. Por isto, cada momento histórico se relaciona com o conhecimento de maneira peculiar.

O conhecimento em sua produção histórica, social e cultural, coletivamente produzido e privadamente apropriado em relações de poder que, na maioria das vezes, nos é apresentado como estático e aprontado, sem lutas, sem conflitos e despojados de interesse. Como se fora possível um conhecimento neutro e uma ciência isolada do contexto histórico-social, político e cultural que envolve seu processo de produção, apropriação e disseminação.

Nessa mesma direção, Milton Santos (2000, p. 46) aborda a questão da globalização, alertando sobre os riscos da *perversidade* que nela estão implícitos:

Neste mundo globalizado, a competitividade, o consumo, a confusão dos espíritos constituem baluartes do presente estado de coisas. A competitividade comanda nossas formas de ação. O consumo comanda nossas formas de inação. E a confusão dos espíritos impede o nosso entendimento do mundo, do país, do lugar, da sociedade e de nós mesmos.

Essas concepções estão presentes na sociedade e no cotidiano da universidade, *mudando* a instituição que se coloca em uma perspectiva de mercado, cada vez mais excludente, até perdendo referenciais de séculos de história, construída pelos embates nas contradições de cada época.

No Brasil, a década de 1990 é marcada por uma inundação de reformas que respondem às demandas internacionais de um mercado internacional insaciável: reformas econômicas, fiscais, tributárias, previdenciárias, produtivas e educacionais, com quebra de princípios constitucionais e acelerada privatização do Estado (Sguissardi e Silva Júnior, 1997).

Ao examinarmos com atenção a legislação pertinente, na década de 1990, após a LDBEN/96, com suas resoluções e pareceres, fica evidenciada a presença de um discurso que é marcado por uma linguagem que define padrões, que ressemantiza significados (Janela Afonso, 2002), mas que se esvazia em si mesma, sem questionar o conhecimento, *categoria fundante*, a ser produzido e trabalhado na formação de professores, como em uma teia de relações histórico-culturais, políticas, epistemológicas, pedagógicas e éticas.

Assim, sem discutir nessa teia de relações para que e para quem este conhecimento, ele facilmente se transforma em um bem de utilidade imediata, de ascensão social, de mercadoria, e é renominado em vários sentidos: competências, habilidades, valores, interação com o meio, acúmulo de informações, sociedade do conhecimento, perfil profissional, perfil profissiográfico, produto final, solidariedade, cidadania. Enfim, palavras/expressões que aparecem como jargões no discurso oficial e que estão presentes nas Diretrizes Curriculares dos cursos como indicadores de inovação, de inserção na realidade, de conhecimento interdisciplinar, dentre outros.

Práticas pedagógicas e desafios da ética e solidariedade

Ao discutir pesquisas que fazemos sobre as práticas pedagógicas universitárias, estas têm revelado a continuidade de uma concepção de ciência, conhecimento e mundo, marcada pela certeza, pela prescrição, pela precisão, pelo conhecimento oriundo da tradição, verdade pronta, *sacramentada, solidificada, de tal maneira que não percebemos que é uma tradição* (Pessanha, 1993, p. 10-11).

Cunha (1998) aponta que, no ensino superior, ainda é muito presente a influência da concepção positivista do conhecimento e da ciência, sendo ela que preside a prática pedagógica, incluindo o currículo. A forma linear como tem sido organizado o conhecimento acadêmico: do geral para o particular, do teórico para o prático, do ciclo básico para o ciclo profissionalizante (embora com outra nomenclatura, a ideia-matriz permanece), trabalhando com o conhecimento do passado, com a informação que a ciência já legitimou, e não com os desafios do presente ou com o conhecimento empírico na busca de compreendê-los e ressignificá-los.

À graduação cabe o estudo de conteúdos, autorias já definidas em programas previstos pelo curso, sem uma leitura da realidade sociocultural e, especialmente, do campo profissional que demande análises, dúvidas, busca de alternativas e possibilidades de mudança ao *pré-visto*, embora com mudanças estruturais e de concepção postas nas Diretrizes Curriculares.

Essas mudanças vêm como prescrições que acabam por alienar o professor da sua implantação em seus processos decisórios de reflexão e operacionalização, que ocasionam o que constata Evangelista (2003, p. 86): *há uma unanimidade na literatura pesquisada: nenhuma reforma da educação teve êxito contra ou sem professores.*

Sem uma tradição de um estudo antropológico-reflexivo (Vieira Pinto, 1969), analisamos práticas que temos vivido que desvelam concepções de conhecimento, de aprendizagem e de sociedade, que se situam em um paradigma dominante (Sousa Santos, 1987) que privilegia a dicotomia sujeito e objeto, mente e matéria, em que o conhecimento é coisificado e separado do processo de construção pessoal.

Esse paradigma que se funda em uma única racionalidade, a cognitiva instrumental, desqualifica as outras formas de conhecer e de compreender a educação como um processo histórico de formação do ser humano, o qual o constitui em sua finalidade ético-existencial.

Nessa perspectiva, a relação teoria-prática apresenta-se como um problema ainda não resolvido em nossa tradição filosófica, epistemológica e pedagógica. A teoria vista na ótica da marca positivista traz como representação a ideia de que teoria se comprova na prática, condicionando uma visão de que a teoria antecede à prática e, que esta, aplica soluções trazidas pela teoria.

Esta polarização da teoria e da prática não dá conta da complexidade da realidade e, sim, exige uma postura tensionada entre elas, entendendo que a teoria dialeticamente está imbricada com a prática. Senão, a teoria tende a se tornar um acúmulo de informações sem uma sistematização, que lhe fundamente as evidências colhidas numa prática refletida que tensione e recrie a teoria.

Essa relação dialetizada nas contradições e imprevisibilidades que a realidade complexa, mutante e ambivalente possibilita, faz com que na prática a teoria seja outra, para então se mudar a teoria e se transformar a prática. São faces indissociáveis do ato de conhecer.

A cisão entre sujeito e objeto, que tem nos coisificado, se reproduz na cisão teoria e prática, como se fora possível construir uma teoria sem que ela tenha passado pelo filtro da prática refletida em seu *locus* sociocultural, e de uma prática sem reflexão, sem ter um cerne teórico, embora não explicitado.

O risco de uma teoria geral sem embate com a prática, e esta reduzida a uma ação repetida sem questionamentos, não só dicotomizam o ato de conhecer, como também alienam os sujeitos de seus objetos de estudo para compreensões mais elaboradas e transformadoras em suas realidades.

A prática fica reduzida à execução de tarefas, ou a uma ação sem reflexão que deva buscar a teoria para ser questionada, recriada ou contestada. A prática tende a ser vista como uma experiência reducionista, sendo essa experiência uma vivência pontual, sem *ex-por-se*, sem sair para fora de si e refletir com o mundo da vida e do trabalho, sem produzir um sentido para o vivido, sem recriá-lo, sem confrontá-lo com o mundo lá fora e com nosso próprio mundo interior.

Destaco, nesse momento, a necessidade de explicitar a visão de prática pedagógica, entendendo-a como:

> Prática intencional de ensino e de aprendizagem, *não* reduzida à questão didática ou às metodologias de estudar e aprender, mas articulada a uma *educação como prática social* e ao conhecimento como *produção histórica e cultural*, datado e situado, numa relação dialética e tensionada entre prática-teoria-prática, conteúdo-forma, sujeitos-saberes-experiências e perspectivas interdisciplinares. (Fernandes, In: Morosini et al., 2003, p. 376; grifos meus)

É imprescindível discutir as práticas pedagógicas em uma perspectiva de qualidade social, que exige uma qualidade de *formação do professor* para todos, que é essencialmente uma formação humana (Freire, 1996), em uma dimensão antropológica, porque indica configurações do *modus vivendi* do ser humano.

Dimensão interpenetrada por outras dimensões: política, epistemológica, ética, econômica, cultural e histórica, dimensões complementares a uma mesma realidade, na perspectiva de práticas pedagógicas *libertadoras*, incluídas nos contextos histórico-políticos e socioculturais, contextos esses que exigem outra relação com o conhecimento acadêmico e os saberes da prática social.

E que se fazem presentes também em sua dimensão de *formadores de professores em formação*, em um processo investigativo constante e necessário, superando a visão elitista ou simplista que temos em relação a essa temática para mediar ensino e aprendizagem, as quais possam se constituir em práticas cidadãs, porque *libertadoras*.

No caso do ensino superior, essas questões requerem outra dimensão de análise: a formação pedagógica, na medida em que as práticas e a docência não constituem muitas vezes núcleo da formação inicial de professores formadores de *professores em formação*.

Na compreensão de que a prática pedagógica é também uma prática social, a necessidade de fomentar espaços para um diálogo entre a formação específica e a formação pedagógica é uma condição para a docência, como um diálogo humano e epistemológico com rigor Freireano (Freire e Shor, 1987), sem alienar a teoria da prática, sem esvaziar a prática da teoria e sem destituir a universidade como *locus* de formação.

Ao pesquisar/interrogar estas questões, não nos é possível fazê-las isoladamente da universidade e da sociedade das quais somos *sócios*. Trago a relação universidade/sociedade como uma relação social que se autoproduz e é produzida.

O grande desafio posto é que a universidade se transforme, se reinvente a si própria de forma contínua, crítica e com esperança que constrói a espera para fortalecer um projeto civilizatório (Arendt, 2010; Buarque, 1991; Vieira Pinto, 1960). Transformação e reinvenção que começam nas entranhas da instituição, na sua missão de formar seres humanos nos processos que a instituem ensino-aprendizagem-pesquisa-extensão, especialmente na geração de *professores em formação*, para desafios ainda não pensados, mas que mantenham os valores de dignidade humana, *dignidade humana que é a referência nuclear e central da ação adequada à humanidade, a única base para nosso agir consequente* (Severino, 2007, p. 27).

E como nos diz Buarque (1991, p. 4) a respeito desses valores na universidade:

> Para isto empreender ações que tenha compromisso com a Humanidade, nas áreas de Ciências e das nominadas Humanidades, no compro-

misso social e ético com o país e sua população, no que se refere ao trabalho das áreas tecnológicas, cuja destinação é construir outra sociedade cidadã, soberana, sem a exclusão das massas desfavorecidas. [...] Neste momento de encruzilhada, a esperança está na universidade. É necessário que ela se transforme e reinvente a si própria, para servir a um projeto alternativo de civilização. A escolha será entre uma modernidade técnica, cuja eficiência independe da ética, ou uma modernidade ética, na qual o conhecimento técnico estará subordinado aos valores éticos, dos quais um dos principais é a manutenção da semelhança entre os seres humanos.

No enfrentamento com estas questões, especialmente, com essa afirmação: *A escolha será entre uma modernidade técnica, cuja eficiência independe da ética, ou uma modernidade ética, na qual o conhecimento técnico estará subordinado aos valores éticos, dos quais um dos principais é a manutenção da semelhança entre os seres humanos*, encontro-me com Vieira Pinto para fortalecer a importância de um projeto de vida, de sociedade e de nação para sustentar as propostas e os desafios trazidos pelo tempo que estamos vivendo.

Sem a ingenuidade de resolução de problemas pelo voluntarismo imediato, mas também sem o cinismo de que a vida está *dada*, consciente das lutas históricas de quem sequer eu soube da existência, mas a quem devo na minha passagem por este mundo uma luta cotidiana de coletivamente ir em busca de *pensar o não pensado*. E nessa busca ganha força o sentido produzido por Vieira Pinto (2003, p. 112-114) quando afirma que:

> A qualidade técnica e profissional do educador está sempre submetida ao controle social pelos dispositivos legais que lhe atribuem este grau, asseguram-lhe o exercício da docência e lhe proporcionam meios de constante aperfeiçoamento. Mas, este é apenas o aspecto *externo*, o condicionamento coletivo que o determina em sua condição de educador e lhe dá os recursos para se tornar um profissional cada vez mais competente. Contudo, há outro controle, e este é o que realmente importa: o que é exercido pela própria consciência do educador. Neste

segundo sentido, compete ao professor, além de incrementar seus conhecimentos e atualizá-los, esforçar-se por praticar os métodos mais adequados em seu ensino, proceder a uma análise de sua própria realidade pessoal como educador, examinar com autoconsciência sua conduta e desempenho, com a intenção de ver se está cumprindo aquilo que sua consciência crítica da realidade nacional lhe assinala como sua correta atividade. [...] O educador tem, portanto, que acompanhar o movimento da realidade. A forma de vida pessoal mais perfeita na qual pode realizar seu intento é permanecer em constante vinculação com o *povo (grifos do autor)*.

Nesta perspectiva, a construção do projeto de sociedade e de professor é um processo que produz e se autoproduz em dimensão individual e coletiva, entremeada por contradições, entre a tradição do passado e a necessária tensão entre os horizontes do futuro e as relações com o presente. Há que se investir na formação do ser humano para construir o coletivo, pelo acolhimento às diferenças como um valor ético, porque solidário e justo, e não apenas como uma questão cultural, embora também o seja.

A formação de professores e a natureza da educação de valores na universidade movimentaram a escritura deste texto, então retorno a Vieira Pinto (1969, p. 28) quando esse autor considera que "o saber no homem se transmite pela educação e por isso é uma transmissão de caráter social".

Aproprio-me de um fragmento do texto de Silveira (2008), quando a autora traz a visão de Charlot (2005, p. 42) com as seguintes palavras

> o que está em causa é a natureza do desejo no homem, é o fato de que o sujeito humano e indissociavelmente social e singular é, de uma forma mais geral, a questão humana condição. Pode-se, a partir dessa perspectiva antropológica, ampliar a questão da relação com o saber àquela da "relação com o aprender". Nascido de maneira inacabada (neotênico), o filhote do homem torna-se humano somente ao se apropriar de uma parte do patrimônio que a espécie humana construiu ao longo de sua história.

Neste sentido, tem sido possível afirmar que o trabalho da formação de *professores em formação* constitui-se no ato de produzir, direta e intencionalmente, em cada indivíduo a humanidade, no sentido de produção histórica e coletiva, ou como Vieira Pinto (1969, p. 28) afirma,

> para que a geração seguinte possa receber a carga de cultura de que necessita para responder eficazmente aos desafios da realidade faz-se preciso que a precedente organize socialmente o modo de convivência entre as civilizações, de modo a possibilitar a transferência do legado representado pelo conhecimento.

A busca é contínua, em busca da dignidade do ser humano...

Estiveram presentes nessas reflexões a dimensão histórica e a dimensão política, em uma tentativa de reflexão antropológica em sua finalidade ético-existencial de saber *para onde vou? Com quem vou? E o que desejo para outro mundo/universidade possível*. Encontro ressonância na afirmação de Freire (1982, p. 28):

> O homem não pode ser compreendido fora de suas relações com o mundo, de vez que é um "ser em situação", um ser do trabalho e da transformação do mundo [...]. Nestas relações com o mundo, através de sua ação sobre ele, o homem se encontra marcado pelos resultados de sua própria ação. Atuando, transforma, cria uma realidade que, por sua vez, envolvendo-o, condiciona sua forma de atuar. Não há, portanto, como dicotomizar o homem do mundo, pois que não existe um sem o outro.

Ao concluir sem *finalizar* esta tematização, percebo que fiz um exercício de caminhante com a *dialética,* sem precisar desfazer-me de instrumentos lógico-formais, como uma dentre outras racionalidades que venho incorporando ao meu trabalho em busca da produção de sentido para meu trabalho de *professora universitária formadora de professores em formação.*

Neste texto, muitos teóricos e muitos autores foram meus interlocutores, mas o fio condutor foi Paulo Freire. A compreensão da sua obra não se encerra num sistema pedagógico ou mesmo filosófico. Ela *é* um projeto de vida, de sonhos e utopias: a defesa dos oprimidos. Nesse projeto, a fundação é a construção de sujeitos que em atos de conhecimento da realidade agem sobre o mundo, nele intervêm e, reconhecendo-se como sujeitos, podem transformá-lo.

Esse sujeito, em Paulo Freire, só se constrói numa relação com o outro, desenvolvendo a capacidade humana de transformar realidades, reinventando-se na dialética da vida, numa dialogicidade a exigir a presença do outro em relações afetivas, éticas e comprometidas em intersubjetividades, nas quais o outro seja efetivamente respeitado como o outro eu.

Nesse sentido, tenho o atrevimento de manifestar minha intuição[6] ao dizer que a dialogicidade em Freire ultrapassa a dialética marxista e que revigora, no marxismo, a presença do homem na sua humanidade.

O necessário *mergulho* na fecunda travessia de Paulo Freire, articulado às leituras trazidas em sínteses bastante precárias de suas ideações nos embates com minha própria travessia e, agora, nos confrontos com esta realidade refletida, permitiu-me ampliar o portal do vivido e o do por viver, resgatando uma pedagogia que se faz antropologia, gerada na luta pela libertação da sociedade, numa sustentação ética a transitar entre a pessoa humana: sua humanização; a organização da luta coletiva e dos enfrentamentos possíveis: sua conscientização; e em processos de ação cultural, em movimentos de opções e decisões: sua constituição política.

Nesse mergulho, agarro-me nos fios da educação Freireana como práxis histórico-política, sociocultural e existencial, para destacar:

- teoria e a prática como relação dialética em movimento na práxis;

---

6. Minha leitura de Freire com vários interlocutores encaminhou-me para interpretações, nas quais procurei não enquadrar o que não pode ser enquadrado.

- o conhecimento como construção histórica: os sonhos e utopias como suleadores;[7]
- epistemologia dialógica, caminho construído pelo diálogo humano;
- projeto pedagógico político utópico de libertação, luta de todo o dia;
- contexto cultural como fonte da práxis para construção da consciência crítica historicamente situada;
- cidadania democrática como construção coletiva não aprontada do direito de ter direitos humanos;
- diferença como uma categoria de conteúdo ético, além de uma categoria cultural.

Assentada nas teias de relações construídas em estudos e pesquisas, partilho afirmações de possibilidades de ação que têm muitas vozes de *professores em formação* e de colegas, sem o caráter prescritivo e salvacionista:

- a educação como práxis histórico-política, sociocultural e existencial da pessoa humana necessita fazer escolhas, tomar decisões para responder às demandas de caráter social presentes na universidade. E essas escolhas e decisões implicam valores ético-políticos que apontem para o direito de uma participação cidadã;
- a construção de uma sociedade ética alternativa, capaz de manter as similaridades da humanidade do ser humano e de assegurar a todos o acesso ao progresso científico e tecnológico;
- a educação cidadã exige uma sólida formação científica, uma consistente produção tecnológica e uma base humanística que

---

7. Expressão utilizada por Paulo Freire no livro *Pedagogia da esperança*, no sentido de substituir o termo norteadores, nortear, de conotação ideológica, norte — acima, superior; sul — abaixo, inferior. A fundamentação para o uso dessa expressão, ausente dos Dicionários de Língua Portuguesa, encontra-se na página 218 do livro referido.

sustente as finalidades ético-existenciais do ser humano para alimentar a responsabilidade social da universidade;
- a possibilidade da energia criativa da instituição universidade na sua sobrevivência histórica, atualmente manifesta em experimentação de novas arquiteturas de currículos; da reorganização institucional frente a demandas sócio-historicas atuais; da necessidade de outras práticas pedagógicas para gerações com outras linguagens e saberes de mundo em acelerada *compressão temporal* pode favorecer um modo diferenciado de viver as crises, produzindo *novas metáforas pedagógicas;*
- a relação professor-aluno não se sustenta somente na interação entre racionalidades instrumentais, técnicas, mas também entre múltiplas racionalidades (ética, expressiva, intuitiva) atravessadas pela educação da sensibilidade e pelos valores de dignidade humana;
- a prática pedagógica do professor exige a necessidade do uso da experiência cotidiana dos estudantes, do conhecimento da cultura do grupo, como ponto de partida para construção pedagógica do conhecimento e a discussão ética desse conhecimento;
- a explicitação das intencionalidades por parte dos gestores e integrantes da comunidade universitária, no contexto de seu processo de reorganização, possibilita a visibilidade de um projeto político-pedagógico que poderá se constituir como base da organização do trabalho do professor, em diferentes frentes de atuação;
- a presença dos interrogantes, da dúvida sobre práticas, atitudes e conhecimentos, no desenvolvimento do trabalho no cotidiano universitário, favorece a formação de valores de dignidade humana em ato, sendo fonte inesgotável para uma produção de sentidos para formação/transformação de pessoas, condição marcante na construção de alternativas pedagógicas;
- experiências promotoras de cidadania democrática como uma apropriação da realidade para nela atuar com a consciência de

que é processo não aprontado, que se constitui em possibilidades de permanente processo de construção coletiva, em que limites são demarcados e ultrapassados com responsabilidade e um cuidado ético com o direito de ter direitos — direitos humanos de humana condição.

Referencias bibliográficas

ARENDT, Hannah. *A condição humana*. 11. ed. Rio de Janeiro: Forense, 2010.

BUARQUE, Cristóvam. *Universidade numa encruzilhada*. Conferência no Crub, Campinas. 1991. Disponível em: <http:/www.scribd.com./doc/3046306/universidade-numa-encruzilhada-Cristovam-Buarque>. Acesso em: 27 maio 2010.

CHARLOT, Bernard. *Relação com o saber, formação dos professores e globalização*: questões para a educação hoje. Porto Alegre: Artmed, 2005.

CHAUI, Marilena. *Convite à filosofia*. 10. ed. São Paulo: Ática, 1998.

CUNHA, Maria Isabel da. *O professor universitário na transição dos paradigmas*. Araraquara: JM Editora, 1998.

EVANGELISTA, Olinda. Um fantasma ronda o professor: a mística da competência. In: _____. *Iluminismo às avessas*: produção de conhecimento e políticas de formação docente. Rio de Janeiro: DP&A, 2003. p.81-98.

FERNANDES, Cleoni Maria Barboza. *Sala de aula universitária*: ruptura, memória educativa, territorialidade — o desafio da construção pedagógica do conhecimento. 1999. Tese (Doutorado) — PPGEdu/Faced/UFRGS, Porto Alegre.

_____. Marcas de um diálogo possível com Freire: de volta ao vivido e ao por viver. In: SILVEIRA, Fabiane Tejada da et al. (Org.). *Leituras de Paulo Freire*: contribuições para o debate pedagógico contemporâneo. Pelotas: Seiva Publicações, 2007.

_____. Prática pedagógica. In: MOROSINI et al. *Enciclopédia de pedagogia universitária*. Porto Alegre: Fapergs/Ries, 2003.

_____. Verbete gentificação. In. STRECK, Danilo et al. (Org.). *Dicionário Paulo Freire*. Belo Horizonte: Autêntica Editora, 2008. p. 201.

_____; GENRO, Maria Elly. Cidadania e práticas pedagógicas: reinvenções possíveis? In: ISAIA, Silvia et al. (Org.). *Pedagogia universitária*: tecendo redes sobre a Educação Superior. Santa Maria: Ed. da UFSM, 2009.

FREITAS, Luís Carlos de. *Uma pós-modernidade de libertação*: reconstruindo as esperanças. São Paulo: Autores Associados, 2005.

FREIRE, Paulo. *Educação como prática da liberdade*. Rio de Janeiro: Paz e Terra, 1982.

_____. *Pedagogia do oprimido*. 17. ed. Rio de Janeiro: Paz e Terra, 1987.

_____. *Pedagogia da autonomia*. São Paulo: Paz e Terra, 1996.

_____; SHOR, Ira. *Medo e ousadia, o cotidiano do professor*. Rio de Janeiro: Paz e Terra, 1987.

GENRO, Maria Elly Herz. *Movimentos sociais na universidade*: rupturas e inovações na construção da cidadania. 2000. Tese (Doutorado) — PPGEd, UFRGS, Porto Alegre.

LEITE, Denise. *Aprendizagem e consciência social na universidade*. 1990. Tese (Doutorado) — Programa de Pós-Graduação em Educação da Faculdade de Educação da Universidade Federal do Rio Grande do Sul, Porto Alegre.

JANELA AFONSO, Almerindo. Palestra no Programa de Pós-Graduação da Universidade do Vale do Rio dos Sinos, São Leopoldo, 2002.

PESSANHA, José Américo. Filosofia e modernidade: racionalidade, imaginação e ética. In: *Cadernos Anped*, seleção n. 4, 1993.

SANTOS, Milton. *A natureza do espaço. Técnica e tempo. Razão e emoção*. São Paulo: Hucitec, 1996.

_____. *Por uma outra globalização*: do pensamento único à consciência universal. São Paulo: Record, 2000.

SEVERINO, Antonio. A dignidade da pessoa humana como valor universal: o legado de Mounier. In: BINGEMER, Maria Clara. *Mounier, Weil e Silone*: testemunhas do século XX. Rio de Janeiro: Editora PUC/Rio, 2007.

SGUISSARDI, Valdemar; SILVA JÚNIOR, João. Reforma do Estado e da Educação Superior no Brasil. In: _____. *Avaliação universitária em questão*. Campinas: Autores Associados, 1997.

SHIROMA, Eneida. O eufemismo da profissionalização. In: *Iluminismo às avessas*: produção de conhecimento e políticas de formação docente. Rio de Janeiro, DP&A, 2003. p. 61-80.

SILVEIRA, Denise. *O estágio curricular supervisionado na escola de educação básica*: diálogo com os professores que acolhem estagiários. 2008. Tese (Doutorado) — Universidade do Vale do Rio dos Sinos, São Leopoldo.

SOUSA SANTOS, B. *Um discurso sobre as ciências*. Porto: Afrontamento, 1987.

VIEIRA PINTO, Álvaro. *Ciência e existência*: problemas filosóficos da pesquisa científica. Rio de Janeiro: Paz e Terra, 1969.

_____. Consciência e realidade nacional. Rio de Janeiro: Iseb, 1960. 2 v.

_____. *Sete lições sobre educação de adultos*. 13. ed. São Paulo: Cortez, 2003.

CAPÍTULO 4
Ética e responsabilidade social no ensino superior

*Francisca Eleodora Santos Severino**

> Em síntese, na ética aristotélica, conta mais o cidadão formado nas virtudes e especialmente na justiça do que a lei com suas prescrições objetivas. Isto é, de pouco vale a lei sem cidadãos virtuosos.
>
> *Pegoraro* (2002, p. 35)

Entretanto pergunta-se: o que é um cidadão virtuoso? Qual a medida que vai balizar a virtude num mundo tão controverso como esse que emerge dos escombros da modernidade fraturada pelos impactos das conquistas da ciência e da aquisição dos instrumentos da informação digital, sem os quais nem sequer conseguimos imaginar sobreviver?

---

* Socióloga, mestre em Antropologia pela PUC-SP; doutora em Ciências da Comunicação pela ECA-USP. *E-mail:* <frasev@uol.com.br>.

O que ensinar aos jovens se os homens perderam os parâmetros éticos e sua vida torna-se liminar e arriscada? Esses são exemplos das interrogações que nos impactam no âmbito da vida universitária, embora não seja apenas no âmbito universitário que elas emergem. Vejamos a frase de uma mãe de adolescente em medida socioeducativa, quando interrogada sobre o comportamento aparentemente desviante de seu filho que, veementemente, se recusava a frequentar a escola para a qual foi destinado em cumprimento de ordem judicial: "eu não tenho a favela dentro de mim, mas meu filho tem!" Esta frase dita pela mãe à educadora social, membro de meu grupo de pesquisa, expõe a dimensão dos impactos culturais, éticos e existenciais que têm tangenciado as universidades brasileiras no que se refere aos diferentes componentes curriculares dos cursos de pedagogia. Na aparente simplicidade da sua frase, dita quase como um pedido de desculpas, essa mulher simples expõe não apenas o seu desafio de mãe educadora, mas também o nosso desafio enquanto professores. E ela continua a interrogar-se nas contradições explícitas pela sua condição de mulher, chefe de família, que para prover a vida de seu filho desempenhou inúmeras profissões, transitando da profissão de empregada doméstica à vendedora de planos de saúde, atual profissão da qual muito se orgulha por representar ascendência na escala de valores socialmente aceitos como aqueles que dignificam o cidadão, atribuindo-lhe direitos e reconhecimento de cidadania. Paradoxalmente ela vê crescer a distância que se estabelece entre ela e seus pares favelados. Ela quer fazer ver à educadora social o tamanho do fosso que se interpõe entre ela e seu filho e entre esse filho e a escola. Ao sentir-se questionada no seu papel de "educadora auxiliar" nas tarefas da escola na educação de seu filho, essa mãe expõe, na sua angústia, o quanto estamos divididos e dilacerados. Onde estão os consensos morais, os costumes e normas aceitas e legitimadas pela maioria e que "dão sustentação à autoridade moral em nome da qual se realiza a educação dos jovens?" (Goergen, 2005, p. 2). Qual a medida valorativa que se pode usar para nivelar os valores entre os "de dentro" e os "de fora"? Quais os valores que conformarão a ética praticada na escola? De onde derivam? Como educar esse jovem em confronto com a lei se há no próprio seio da família uma fratura radical de classe social ou mesmo de propriedade cultural? Vale repetir, "eu não tenho a favela dentro de mim, mas meu filho tem!" A frase é reveladora e espelha o cenário desolador de injustiça social, de fome, de miséria, a que estão submetidas parcelas significativas da população, cenário que não apenas persiste, como também não cessa de aumentar. Quem é essa mãe? Como se instaura essa fratura de propriedade na relação natural e consanguínea entre mãe e filho? Não comungam ambos das mesmas condições existenciais? Por que ela afirma não ter a favela dentro de si, reconhecendo que seu filho a tem, se ela é tão favelada quanto o seu filho?

> Eu vivo mais na casa de minha patroa, do que em minha própria casa, eu me alimento de comida que meus filhos nem imaginam existir, eu me desdobro para além das fronteiras da favela e conheço os usos e costumes das famílias daqui de fora, enquanto tudo de bom que meu filho conhece são os bailinhos *funks* que frequenta aos domingos com os amigos, que também eles, daqui de fora só conhecem o que veem na televisão.

Esta constatação instiga a memória que nos remete ao legado de Paulo Freire (1997): "o sistema capitalista alcança no neoliberalismo globalizante o máximo de eficácia de sua malvadez intrínseca". Como obrigá-lo a frequentar a escola? Como cumprir a medida judicial se a escola nada lhe diz? Se a escola, suas normas, seus valores, seus usos e costumes lhe são completamente estranhos? Que estranhamento é esse que deriva da *malvadez* do neoliberalismo e que fratura até mesmo o reconhecimento entre mãe e filho? É aqui que se apresenta a necessária busca pelos contornos da humanização pela ética do ser humano e é o mesmo Paulo Freire que nos aponta o caminho na *Pedagogia do oprimido* (1997). Expondo a malvadez do sistema capitalista exacerbada pelas práticas econômico-culturais do neoliberalismo, Paulo Freire denota um pensamento permeado de rigor ético, que não apenas denuncia a desqualificação da dignidade humana, mas também prenuncia os desafios que estavam por vir para a educação brasileira ao explicitar aquilo que constitui o elo entre o passado do capitalismo monopolista ao presente neoliberal. De fato, tal elo se faz no processo de degradação humana necessária "à robustez da riqueza de poucos que tem como consequência a verticalização da pobreza e da miséria de muitos" (Freire, 1997).

A discussão que trago aqui, em vez de rechaçar os conceitos de virtude e justiça, busca aprimorá-los visando a sua precisão conceitual pela eliminação de suas ambiguidades.

Para tanto, destaco a complexidade e a contrariedade inerentes à exclusão/inclusão sem minimizar o seu escopo analítico que é o da injustiça social. De fato, os temas da diferença e exclusão adquirem como que a plenitude de seu sentido se vinculando ao problema ético e à práxis de modo geral. Na verdade, a atuação do jovem em processo de exclusão encontra a dimensão de sua pessoa, sua "real" dimensão ou ainda a representação de si, última medida do eu subjetivo, justamente na diferença de sua origem objetivada em objetos culturais, o que equivale dizer, na diferença ontológica. Assim, impõe-se compreender que a reflexão ética apresenta uma fundamentação ontológica, uma vez que a ação humana sempre se desenvolve no âmbito de suas relações com os entes, sejam pessoas, acontecimentos ou coisas.

A atualidade da afirmação aristotélica da epígrafe expõe com clareza o paradoxo que instiga a todos os profissionais que atuam no âmbito do ensino universitário, em particular aqueles professores que atuam nas universidades confessionais, sejam elas católicas ou não, que de há muito tempo assumiram em seus estatutos a extensão universitária como parte integrante das atividades do ensino e da pesquisa, condicionadas por normas e conteúdos curriculares. Não se trata de atividade extracurricular e assistencialista como pode ser erroneamente interpretada. Trata-se, isto sim, de um compromisso social, que encontra justificativa em preceitos éticos que balizam as relações sociais no que se poderia identificar como um dos universais atemporais que perfilam o humano, independentemente dos elementos derivados do momento histórico e reconhecidos como necessários para a ordem no âmbito da divisão do trabalho na produção da vida em qualquer sociedade. Não se está afirmando aqui que as determinantes históricas não estejam contempladas. Apresso-me a afirmar que estão. Contudo, elas emergirão e poderão ser consideradas pela reflexão no momento mesmo que for assumido que a produção da vida em sociedade não prescinde do reconhecimento da nossa humanidade que nos iguala na diferença de nossas especificidades existenciais, como se viu pela frase da mãe do jovem em medida socioeducativa. E é nesse ponto que está o desafio desta minha reflexão: o conceito de ética aqui desenvolvido está referido ao conjunto humano ou a suas especificidades histórico-existenciais? Creio ser necessário fazer aqui esta distinção.

De fato, a citação de Pegoraro nos incomoda muito à luz da frase da mãe analfabeta e favelada. Diz Pegoraro que, "na ética aristotélica, conta mais o cidadão formado nas virtudes e especialmente na justiça, do que a lei com suas prescrições objetivas". Não nos esqueçamos de que estamos falando da formação de um jovem em medida socioeducativa, ou seja, estamos falando de um jovem de 16 anos que já em confronto com a lei foi julgado e, como não pode ser punido, foi reencaminhado para a escola formal a qual ele se recusa a frequentar, pelo motivo explícito de não se reconhecer nela, como comprovam os trabalhos da pesquisa em andamento, de minha orientanda Ana Paula Camargo. Entretanto, não estamos falando apenas do aluno, é preciso reconhecer que no centro deste debate está também a formação de seu professor e consequentemente do futuro incerto do rapaz, bem como do futuro profissional do seu educador e também das relações de trabalho de sua mãe e do trabalho de seu professor. A trágica falência da educação materna já foi comentada, não porque ela não tenha se esmerado para isso, mas sim pela impossibilidade comunicativa que se instaura entre mãe e filho, consequência das relações de trabalho de sua mãe, vitimada pela perversidade da alienação de sua condição sociocultural de favelada. Alienação que lhe é imposta como condição para a execução de seu trabalho de faxineira na casa de pessoas abastadas. Frente à questão do compromisso profissional com a sociedade, não podemos nos furtar à busca por respostas para os questionamentos que derivam da observação de uma mãe perplexa com a constatação do imenso fosso que se interpõe entre ela e seu filho.

No neoliberalismo, as conquistas derivadas da alta tecnologia informacional e a nova relação tempo espacial "ensinam" às novas gerações valores e padrões de comportamentos que derivam da instabilidade econômico-social. Vive-se o momento da passagem entre formas de vida que se extinguem e outras formas que apresentam nova configuração e aí se alternam momentos longos de instabilidade social e momentos fugazes de estabilidade, nos quais ainda permanecem resquícios de consensos morais que já não são aceitos por todos, mas que na degradação que sorve o ser humano ainda parecem dar sustentação à autoridade moral em nome da qual ainda se realiza a educação de crianças e jovens. A ética, então, perde a centralidade do processo educacional, pois não encontra seus fundamentos. Cada vez mais os consensos se desestabilizam e nessa desestabilização ganha centralidade o consenso de eficácia afeita ao campo do agir para a realização da produção em primeira instância capitalista. Escancara-se então o conceito de que valor de uso é também valor de troca no sentido que lhe atribuiu Marx, em *O capital* (1980), e difunde-se também no âmbito da educação as relações que medeiam a produção capitalista na divisão do trabalho social, ou seja, a escola agora se organiza e produz não apenas valor de uso, mas realiza-se no mercado como valor de troca pela mediação do conceito de eficiência que garante a produtividade social.

> A eficiência dissociou-se da equidade, focando-se exclusivamente no interesse particular de indivíduos ou grupos. O privado sobrepõe-se ao público ou, melhor dizendo, ao social, mediante o exercício do poder e do uso. Os mecanismos de manipulação de opinião tratam de naturalizar tal valor, que passa a impregnar toda a cultura, tornando-se paradigmático para o bom comportamento. Generaliza-se nesse processo para toda a cultura um aspecto da ordem econômica: a eficiência torna-se padrão do bom comportamento exigido pela sociedade (Lombardi e Goergen, 2005, p. 3).

Max Weber (1981), no seu trabalho *A ética protestante e o espírito do capitalismo*, expõe o desencantamento do mundo quando recomenda que o racionalismo que acompanha a organização produtiva do capitalismo deve ser analisado conjuntamente com outros fatores que escapam da racionalidade técnica necessária à produção de bens.

Assim, Max Weber assinala que para satisfazer suas necessidades materiais e ideais os homens enfrentavam o problema da escassez e esta impunha uma planificação do trabalho e das associações humanas também nos espaços da escola. O profundo desencantamento do mundo amplia para além da filosofia as questões relativas aos valores que delineiam e fundamentam a ética do agir humano, articulando-a aos fatores econômicos, como também já antecipara Marx em *O capital* com a teoria do valor que consubstancia a mercadoria. Diferentemente de Marx, Weber não pretendeu dar uma explicação totalizante do processo social, o que ele desejava era demonstrar como as ideias religiosas e éticas se converteram em forças históricas. Para tanto, era necessário investigar como o ascetismo protestante recebeu a influência do desenvolvimento histórico, particularmente do econômico, convertendo-se em uma de suas determinantes. Contudo é preciso ter clareza de que Weber não pretende sustentar a tese de que o espírito do capitalismo foi o resultado da Reforma. A tarefa principal no uso da ética como recurso heurístico foi a de examinar as implicações econômicas de uma ética religiosa específica. A ética religiosa, neste caso, é um único aspecto da cadeia causal que foi analisado. Diz Weber que os fatores que produziram o capitalismo foram, conjuntamente, a empresa racional, a contabilidade racional, a tecnologia racional e o direito racional. Contudo, nenhuma dessas causas atua isoladamente porque há fatores complementares imprescindíveis, tais como o espírito racional, a racionalização da conduta, a ética econômica racionalista e a conduta racional na ética do protestantismo. O que Weber pretende é demonstrar a historicidade, que precisamos admitir para adentrar ao campo da ciência, em particular ao campo da educação. Não resta dúvida de que há, de fato, uma parcialidade e provisoriedade no pensamento científico. Assim, todos os problemas que daí derivam pertencem ao campo das ciências sociais, entre as quais se destaca a educação como uma ciência social aplicada. Em se tratando de ética, nessa perspectiva weberiana, não se pode transformar um ponto de vista particular em universal. Assim, para esse autor, o erro das ciências humanas e sociais é a busca por generalizações, como recomenda as ciências exatas. O caráter histórico, próprio das ciências sociais, mostra que elas estão sujeitas a mudanças.

Quando discute a *ciência como vocação* (1968), Weber afirma que a integridade intelectual é a única virtude que o professor deveria inculcar nos seus alunos. Ele entende que essa integridade é, de fato, a mediadora que garante a distinção entre o homem de ciência e o homem ético-político, considerando-se a heterogeneidade entre estas duas esferas, quais sejam, a esfera da ciência, âmbito da educação, e a esfera da ação política, âmbito da planificação do trabalho e das associações humanas. Com essa atitude Weber busca resolver a ambiguidade educacional da modernidade capitalista e que nos instiga na nossa tarefa de educadores.

Presume-se que a reflexão ética nos leve por caminhos de encontro com a liberdade. Assim, é evidente que a liberdade se destaca dentre as exigências éticas. No entanto, como vimos pelo desencantamento do mundo weberiano, a sociedade justa e feliz idealizada pela filosofia grega, não poderia existir numa sociedade fraturada pelas desigualdades sociais, simplesmente porque o conceito de justiça e felicidade para alguns não seria o mesmo para os excluídos da ordem social, como também pareceu comprovar a reflexão da mãe de adolescente em confronto com a lei.

Em duas palestras, publicadas também como livro, *Ciência e política, duas vocações* (1968), proferidas na universidade, Weber esclarece que, no capitalismo, a ciência, esfera primordial da ética, e a política, esfera primordial da administração do estado, se dissociam radicalmente, cabendo às ciências sociais esse esclarecimento. *É bem verdade*, diz Marilena Chaui (1992, p. 348):

> como atestam os estudos dos últimos cinquenta anos que nunca houve a bela "totalidade grega". Não existiu como fato. Mas foi desejada como

valor por uma sociedade e uma cultura que, marcadas pela desmedida, buscaram a todo custo encontrar uma medida que contivesse os homens dentro dos limites postos como justos, a justiça como métron do cosmos e da pólis.

De certa forma, Marilena Chaui (1992, p. 348), quando escreve sobre ética em Hegel, comenta sobre a sociedade idealizada pelos filósofos apontando para essa contradição que marca as sociedades escravocratas e que permanece como uma grande tensão também no capitalismo.

> O ideal de perfeita integração entre homens e cosmos e entre indivíduo e comunidade política [...] levou Hegel a definir a época grega como a *bela totalidade ética*, quando os valores éticos e políticos eram idênticos e formavam a moralidade propriamente dita. Por isso mesmo, duas grandes rupturas atravessaram a bela totalidade: a primeira, expressa na *antígona*, quando a cisão entre os valores da família e as leis da cidade marcou a passagem da aristocracia para a democracia; a segunda, expressa pelo estoicismo, quando a cisão entre valores éticos do indivíduo e as leis políticas indicaram o desaparecimento da *pólis* independente, sob os efeitos do imperialismo da Macedônia e de Roma.

A ambiguidade inerente ao conceito de moralidade abre a possibilidade de superar os vícios do monolitismo analítico que tem orientado a análise ética desde a antiguidade. Analisar a ambiguidade constitutiva dos valores da moralidade é captar e desvendar o enigma da desigualdade sob a lógica da exclusão.

A racionalização ou o desencantamento do mundo atinge o cerne do ensino universitário instigando a reflexão a buscar na ciência explicação para uma conduta ética que foi despojada de sua moralidade fundante. Os mecanismos de manipulação da vontade e da opinião naturalizaram o valor moral e essa naturalização impregna a cultura constituindo-se como o novo paradigma de comportamento social e um desafio para aqueles que atuam na formação de professores. "A conduta moral do homem médio foi despojada de seu caráter não planejado e assistemático, e sujeita, como um todo, a um método consistente", escreve Weber (1981), quando discute a historicidade que impregna a ética protestante. Assim, ao mobilizar-se para explicar a significação cultural dos valores protestantes na geração do modelo de sociedade capitalista, Weber promoveu a explicação conceitual da ética em sua historicidade concreta. Com isso, não desconsiderou a contribuição da explicação filosófica, apenas redimensionou o conceito de ética às características racionalistas do desenvolvimento histórico do ocidente. O problema é a cultura que não se mostra totalmente na análise econômica. Weber justifica essa posição como recurso técnico ou divisão acadêmica do trabalho, uma vez que a reflexão econômica não apreende os aspectos culturais. A análise totalizadora da realidade não poderá ser alcançada quando a reflexão busca apreender a dimensão cultural. É preciso alcançar um alto nível de abstração e essa abstração estará sempre atravessada pelos valores culturais do investigador.

Goergen também se coloca ao desafio da reflexão sobre essa ambiguidade:

> Nisso reside a grande ambiguidade educacional dos nossos tempos no campo da ética: se a ética vem do *ethos* e os costumes são formas de comportamento que propiciam a vida pacífica e feliz das pessoas (todas) na comunidade, é antiético difundir valores que não respeitem esse princípio fundamental da justiça social. (Lombardi e Goergen, 205, p. 3)

Não é outra a preocupação de István Mészáros (2005) quando fala da educação para além do capital. A reflexão desse economista também aponta para as cisões necessárias que devem ocorrer no âmbito da educação. Para ele, as concepções de Adam Smith e de David Ricardo naturalizaram a sociedade capitalista, impregnando a educação de um dualismo que, a seu modo, conduz a visões moralizantes. Também o socialismo utópico alimentou esse dualismo em que a educação funciona como sistema de internalização de conhecimentos e valores necessários ao metabolismo social do capital.

> As determinações gerais do capital afetam profundamente *cada âmbito particular* com alguma influência na educação, e de forma nenhuma apenas as instituições educacionais formais. Estas estão estritamente integradas na totalidade dos processos sociais. Não podem funcionar adequadamente exceto se estiverem em sintonia com as *determinações educacionais gerais da sociedade* como um todo. (Mészáros, 2005, p. 43)

Como destaca Mészáros, as instituições educacionais formais estão integradas na totalidade dos processos sociais e, sendo assim, não podem ignorar que se o ser humano é um ser educável, justamente por ter como característica primeira a tarefa de se tornar o que ele é, há dimensões da coesão social que estão no âmbito físico, subjetivo e mental que escapam da racionalidade político-administrativa. Assim, sintonia com as determinações gerais da sociedade como um todo é uma premissa a ser considerada, uma vez que a moral, como vimos com os estudos de Weber, não pode ser totalmente racionalizada. É preciso ter consciência de que as normas e os valores têm um caráter histórico que se transforma conforme ocorrem as mudanças estruturais que afetam a base material da sociedade; de fato, tais normas dependem, em grande medida, dos conflitos e interesses de classes e segmentos sociais. Diante disso, quais os referenciais que fundamentam e ordenam o ensino superior na sua tarefa de formar professores que atuarão como mediadores dos processos de socialização e individuação, que por natureza são ambíguos e contraditórios?

A socialização escolar é conflituosa de forma geral. Na questão moral, essa tensão aumenta devido à especificidade da natureza livre do sujeito, enquanto, por sua condição de ser social, precisa abrir mão dessa liberdade e submeter-se a normas e valores que viabilizem a convivência. Mas, como esclareceu Weber, a moral não pode ser racionalizada, uma vez que tem dimensões que derivam das ações cotidianas para a produção da vida em grupo e na família. Nessa perspectiva, as decisões balizadas pela moral dependem e dependerão sempre da autonomia do sujeito que avaliará a situação a partir de inúmeras variáveis. Esse é o desafio que se impõe ao ensino superior ao formar o professor como cidadão ético.

Conclusão

Muito se tem discutido sobre o enfraquecimento da ética frente à exacerbação do hedonismo neoliberal que traz como consequência nova orientação moral para os indivíduos. Ética como tema relacionado à educação é um conceito que permite usos retóricos de diferentes matizes. Daí o caráter interdisciplinar dessa reflexão. É, de fato, um conceito muito amplo que tangencia qualquer fenômeno social e que promove consensos, sem que se saiba ao certo o significado que está em jogo. O valores morais, de virtude e de justiça tornam-se legítimos apenas na sua condição histórica e relativos ao conceito de inclusão.

A universidade, então, ao promover a reflexão sobre os novos desafios que impactam as suas relações de trabalho na tarefa de formação de professores busca categorias analíticas, capazes de romper fronteiras acadêmicas para produzir conceitos fundindo interpretações. Todavia, nessa empreitada movediça, há muitos riscos insondáveis na discussão ética circunscrita pelo neoliberalismo. A complexidade de uma abordagem polissêmica desvela que o risco principal é o reconhecimento de que a ética só poderá constituir-se como objeto de análise na condição de sua historicidade, e esta não é em si nem objetiva, nem subjetiva, nem individual, nem coletiva. Não sendo nem racional nem emocional, impõe-se como processo que se configura pelos recalcamentos em todas as esferas da vida social. A dialética da política e da ética inverte a ideia de que ética é um valor moral de virtude e de justiça. Não basta à escola formar adequadamente o cidadão, como recomenda a filosofia aristotélica que abriu a epígrafe deste texto. É preciso antes reconhecer que a ética, para legislar sobre virtude e justiça, se constitui em processo multifacetado de dimensões materiais, políticas, relacionais e subjetivas. A ética é processo sutil e dialético e só existe em última instância como parte constitutiva da e em relação à inclusão, somente existindo referindo-se a ela.

Não é sem motivo que Pegoraro (2002) retoma Aristóteles para tratar da ética no eixo da virtude e da justiça social, relacionando-a com a educação do cidadão. Sua reflexão quer ser um processo analítico da compreensão das políticas educativas no momento em que se impõe por força das rupturas neoliberais uma tomada de posição a favor dos conteúdos curriculares e os modos de ensinar e formar o cidadão. Endossando Aristóteles, Pegoraro afirma que "a Justiça é a virtude que relaciona o indivíduo com os outros. [...] A Justiça é a virtude da cidadania que regula toda a convivência política" (p. 13). Como vimos pela mediação de Weber, essas afirmativas subentendem muitas outras interpretações, divergentes e até conflitantes. Contudo, a discussão está circunscrita ao momento histórico em que se substitui, por força da Lei de Diretrizes e Bases, os conteúdos das disciplinas do ensino religioso e da educação moral e cívica no país, ordenados pelos PCNs cuja pretensão era a de "orientar as ações educativas nas escolas", segundo comentários de Claudinei Lombardi (2005) sobre a contribuição de Luís Antônio Cunha, que desenvolve na trilha do materialismo histórico a mudança de eixo norteador sobre o tema da ética, agora tratada como tema transversal, no contexto dos PCNs. "Embora reconhecendo os méritos de uma legislação mais compatível com uma sociedade democrática, não deixa de ressaltar também que tal proposta continua ligada aos ideais burgueses e capitalistas com fortes tinturas neoliberais e suas vinculações a instituições" (Goergen, 2005, p. 4). No momento em que os conceitos de virtude e de justiça se desvanecem, são liberadas energias emancipatórias derivadas das tensões neoliberais. No âmbito do ensino superior, colocam-se desafios que exigem dos professores inovações, e o estudo da ética é justificado como exigência legal em que as energias emancipatórias correm um sério risco de novamente serem formalizadas por força da lei. Com efeito, diz Lombardi:

> É necessário, antes de mais nada, afirmar que a discussão sobre ética, que certamente é de fundamental importância, somente virou um tema necessário, ao ser incluído como um dos "temas transversais" no currículo fundamental, bem como um conhecimento que obrigatoriamente deve ser discutido em todos os outros níveis de ensino (idem, ibidem, p. 24).

Fica claro que o estudo da ética, que reapareceu no bojo de uma reforma educacional, entre outros temas, é justificado pela necessidade de um currículo que servisse de orientação geral. Assim, o estabelecimento dos PCNs responde, antes de mais nada, à flexibilização curricular que estabelece conteúdos mínimos para todo o país em processo de mudança estrutural. Momento em que é necessária a adequação da educação ao atual período histórico. É desse modo que o ensino dos temas transversais não prescindem da virtude e da justiça por ser a escola o *lócus* da formação do cidadão. Nesse campo, a cidadania é concebida como cidadania ativa, pois tem na escola a mediação necessária para a compreensão do cidadão como portador de direitos e deveres. Tem-se novamente a associação das esferas inconciliáveis da ciência, campo por excelência da produção do conhecimento como explicação de mundo, e o da administração política, que é do âmbito da gestão da ordem social. Como resolver então o paradoxo se no campo da administração política reconhece-se que a antiga estruturação disciplinar é responsável pelo fracasso da escola? Visando superar essa situação, foram propostos os temas transversais e, na centralidade desse debate, a discussão ética como mediação para a inclusão.

Ocorre que a ambiguidade inerente ao conceito de ética, quando abordada pelo prisma da historicidade, reflete também a ambiguidade do termo exclusão. Em *Pedagogia do oprimido*, Paulo Freire (1997) cunhou a expressão inédito viável para dar conta da produção de noções valorativas que se formam no que podemos chamar de contraordem social, ou no devir daqueles que nada tem. Podemos compreender, a partir do *inédito viável*, que *justiça e virtude* são conceitos historicamente inacabados, pois eles não se deixam apreender pela racionalização institucional. Permanecendo no campo fértil e infinito das possibilidades, *justiça e virtude* constituem-se em constante mutação, quando agimos em direção à concretização dos sonhos possíveis, entre os quais a cidadania torna-se proeminente. Por que pensar o *inédito viável* no momento de consolidação do neoliberalismo?

Frente à constatação de que a política social embutida nos PCNs expõe, pela contradição, o lado perverso da sociedade desigual e excludente, impõe-se, refletir sobre o conceito de ética na dialética do processo de regulação, ou seja, impõe-se, antes de tudo, pensar a ética como responsabilidade social. Esta tarefa configura-se como "resistência que insiste em crer que é possível uma educação emancipatória e solidária, que reconheça a diferença para chegar à igualdade" (Cunha, 2008, p. 132).

O depoimento da mãe do aluno em medida socioeducacional encaminhou para a compreensão de que a inclusão escolar não se faz tão somente por força da lei, antes aponta para novos caminhos no campo dos saberes culturais, incidindo também como exigência histórica que impõe inovações no ensino universitário. Desse modo, é forçoso refletir sobre as múltiplas dimensões processuais assumidas pela ética na sua articulação com a responsabilidade social.

Referências bibliográficas

CUNHA, Maria Isabel da. *Pedagogia universitária*: energias emancipatórias em tempos neoliberais. Araraquara: Junqueira & Marin Editores, 2008.

CHAUI, Marilena. Público, privado, despotismo. In: Novaes, Adauto. *Ética*. São Paulo: Companhia das Letras, 1992.

FREIRE, Paulo. *Pedagogia do oprimido*. Rio de Janeiro: Paz e Terra, 1997.

LOMBARDI, José Claudinei; GOERGEN, Pedro. *Ética e educação, reflexões filosóficas e históricas*. Campinas: Autores Associados, 2005.

MARX, Karl. *O capital*. 5. ed. Rio de Janeiro: Civilização Brasileira, 1980.

MÉSZÁROS, István. *A educação para além do capital*. São Paulo: Boitempo, 2005.

PEGORARO, Olinto. *Ética e justiça*. 7. ed. Petrópolis: Vozes, 2002.

WEBER, Max. *Ciência e política, duas vocações*. São Paulo: Cultrix, 1968.

_____. *A ética protestante e o espírito do capitalismo*. Brasília: Editora da Universidade de Brasília/Pioneira, 1981.

CAPÍTULO 5

Educação para a responsabilidade social: pontos de partida para uma nova ética

*Pedro Goergen**

> A natureza criou-nos para a comunidade.
> *Epicuro*

Introdução

Estamos bastante acostumados a ouvir manifestações preocupadas com a situação ética na sociedade contemporânea. Essa preocupação certamente está relacionada, primeiro, com uma maior transparência, advinda dos meios de comunicação, e que deixa aflorar comportamentos escusos que antes permaneciam despercebidos; e, segundo, com a gravidade das consequências que certas atitudes e comportamentos

---

* Doutor em Filosofia, professor titular da Universidade de Sorocaba e professor titular colaborador da Unicamp. E-mail: <goergen@unicamp.br>.

podem acarretar, devido tanto ao fator potencializador dos atuais recursos científico-tecnológicos (como a agressão ao meio ambiente ou a manipulação genética), quanto à sua capacidade de manejar domínios fundamentais da existência humana (como a interrupção ou prolongamento da vida ou a pesquisa com células-tronco embrionárias). Essas possibilidades geram uma preocupação ética de dimensões talvez nunca antes registradas nos mais diferentes domínios do conhecimento e das atividades humanas. Mas este é apenas um lado da história. A busca quase febril por novos modelos de comportamento esbarra no movimento quase oposto do relativismo ético. Deste lado, fala-se da desconstrução dos valores, da valorização hedonista do momento, da primazia dos interesses individuais. O balanço destes processos dicotômicos mostra desesperança e desânimo com relação ao futuro ético de nossa sociedade porque o prato pende, pelo menos por hora, para o lado do narcisismo individualista e hedonista em prejuízo da transcendência, da socialidade, da solidariedade.

No presente texto pretendo argumentar a favor do ponto de vista de que é possível vislumbrar, ao lado de tantas desilusões, possibilidades e perspectivas éticas promissoras que apontam para além daquilo que aqui chamo de intervalo pós-moderno. Num primeiro momento, registro as dificuldades da construção de uma identidade ética em meio a um mundo pleno de contradições e incertezas. Num segundo tópico, busco caracterizar a tentativa hedonista de armar um novo modelo ético, livre de princípios transcendentais e universais. Por último, tento assinalar alguns aspectos de nossa cultura que, a meu ver, permitem vislumbrar novas perspectivas de fundamentação ética para o futuro que podem servir de alento à nossa esperança e luta.

Adianto ao leitor que não encontrará no texto nem o saudosismo dos bons tempos, nem a visão romântica de um eminente futuro cor-de-rosa. Encontrará apenas uma leitura animada por possibilidades pelas quais penso que vale a pena lutar. Isto me parece importante para a escola enquanto formadora de cidadãos.

1. A construção da identidade

O poeta grego Píndaro é autor de um famoso imperativo: "torna-te o que és!" Do ponto de vista lógico, poderíamos dizer que se trata de uma contradição porque ninguém pode vir a ser o que já é. Se já sou um ser humano, não posso vir a sê-lo. Mas, na verdade, a percepção refinada do poeta traduz algo mais profundo, algo que ultrapassa o mero esquematismo lógico. Mesmo que sejamos seres humanos desde o nascimento, podemos admitir, sem contradição, que ao nascermos ainda não somos seres humanos em plenitude, pois não temos uma identidade. Somos apenas seres abertos ao vir a ser humano. Este era o conselho do poeta: construa a sua identidade, ou seja, torna-te de fato o que já és como possibilidade: ser humano. O que torna o ser humano verdadeiramente humano, ou seja, em plenitude, não é o fato de nascer filho de humanos, mas a construção de sua identidade. Por isso, faz muito sentido o "torna-te o que és" do poeta. Suas palavras escondem, ainda, outro sentido, igualmente importante: Píndaro diz "torna-te" e não "permita que façam de você" um ser humano. Vale dizer que se tornar um ser humano implica construir a própria identidade que é tarefa de cada um. O ser humano é artífice, escultor de si mesmo. "Eterno problema", diz Michel Maffesoli, "próprio da formação do homem, mas também de sua vida em sociedade, o da relação entre a subjetividade individual e a importância do meio, de qualquer ordem que seja" (2003, p. 34). Tal processo ocorre através do duplo movimento de socialização e individuação. Pela socialização o ser humano se adapta ao meio e se torna um ser pertencente a uma cultura e pela individuação ele constrói a sua própria individualidade, tornando-se único, distinto de todos os demais no interior da mesma cultura.

A relação do homem com o mundo difere daquela dos animais cujas percepções e reações obedecem aos instintos geneticamente determinados. O homem, ao contrário, se relaciona de forma indireta com o mundo, visto que entre o seu sistema de percepções e os dispositivos de ação se interpõe um conjunto de formas simbólicas. Segundo Ernst Cassirer (2005, p. 48), o homem não pode mais confrontar-se com a realidade imediatamente; não pode vê-la por assim dizer frente a frente. A realidade física parece recuar em proporção ao avanço da atividade simbólica do homem. Em vez de lidar com as próprias coisas o homem está, de certo modo, conversando constantemente consigo mesmo. Envolveu-se de tal modo em formas linguísticas, imagens artísticas, símbolos míticos ou ritos religiosos que não consegue ver ou conhecer coisa alguma a não ser pela interposição desse meio artificial.

Através da criação de uma rede de símbolos, o homem ganha distância e se protege dos poderes da natureza que exercem pressão imediata sobre ele. Horkheimer e Adorno lembram que no conceito "cada coisa só é o que ela é tornando-se o que ela não é" (1985, p. 29). Os vários mundos simbólicos, nos quais o homem nasce e se desenvolve, estruturam suas formas de lidar com o mundo. Quando o indivíduo se torna capaz de dizer eu, ele ultrapassa a fronteira entre o animal e o homem. Aí ele começa, conforme diz Derrida, a escrever a sua autobiografia: o animal autobiográfico se torna homem (cf. Derrida, 2002, p. 14). Contudo, a possibilidade de manejo da realidade e a libertação que os símbolos oferecem têm o preço da dependência em relação às imagens, sobretudo quando, como acontece hoje, elas podem ser conscientemente manipuladas com fins ideológicos. "[...] O pensamento só tem poder sobre a realidade pela distância. Essa distância, porém, é ao mesmo tempo sofrimento" (Adorno e Horkheimer, 1985, p. 72).

Se for verdade que o homem aperfeiçoou muito seus mecanismos de defesa contra os poderes da natureza através da mediação simbólica, também é verdade que ele criou para si mesmo uma nova frente de riscos que são os próprios mecanismos de manipulação simbólica. Sobretudo a partir da modernidade, os conceitos científico-matemáticos postulam para si o lugar tenente da verdade. Segundo os mesmos autores,

> o eu, que aprendeu a ordem e a subordinação com a sujeição do mundo, não demorou a identificar a verdade em geral com o pensamento orde-

nador, e essa verdade não pode subsistir sem as rígidas diferenciações daquele pensamento ordenador (idem, ibidem, p. 28).

Valho-me, uma vez mais, da sabedoria do gênio grego. Numa pequena história de Ésquilo, Prometeu dirige as seguintes palavras ao coro que representa o povo: "Outrora viam sem ver, / escutavam sem entender. / Semelhantes às formas dos sonhos, / confundiam tudo ao acaso, / ao longo de toda a sua vida". Com estas palavras, Ésquilo deseja ensinar aos homens a mais bela de todas as ciências que é a ciência de nomear,[1] de distinguir as coisas e conservá-las na memória. A memória, além de estar na raiz de todo o conhecimento, porque é pela memória que se distingue e é pela distinção que se conhece, também é o fundamento da constituição da identidade; identidade não só das coisas, mas identidade consigo mesmo, enquanto ser social e ser individual. Sem memória não saberíamos quem somos nem o que queremos ser. De outra parte, o homem jamais teria memória se ele não nascesse no interior de uma cultura à qual se integra, tornando-se, ele mesmo, um ser cultural. A cultura de um povo é eternamente a obra de si mesmo e os indivíduos nascem no interior desse processo, com toda a sua carga histórica.[2]

Portanto, a memória não é restrita ao âmbito privado do indivíduo, senão que traz em si a dimensão cultural (coletiva), da qual o indivíduo se torna partícipe mediante a socialização. Quem se encontra em processo de desenvolvimento está sujeito à socialização, ou seja, está submetido a procedimentos sempre repetidos pelos quais

---

1. Sobre este tema recomendo a leitura do livro de Jacques Derrida, *O animal que logo sou*, cf. referências bibliográficas.

2. A história ocidental está marcada por uma paradoxal e insistente alternância entre o esquecer e o relembrar. "Quanto mais nossas sociedades se dedicam a um funcionamento-moda focado no presente", diz Lipovetsky, "mais elas se veem acompanhadas de uma onda mnêmica de fundo. Os modernos queriam fazer *tabula rasa* do passado, mas nós o reabilitamos; o ideal era ver-se livre das tradições, mas elas readquirem dignidade social" (2004, p. 85). Pode-se acrescentar que os pós-modernos tentaram o mesmo, afirmando o presente como absoluto e condenando a modernidade. Hoje a modernidade os realçansa e humilha a altivez de sua lógica presentista. Parece que esta dinâmica conflitualidade faz parte da dialética histórica.

aprende o necessário à sua vivência e convivência social. Em termos mais precisos, as crianças e os jovens aprendem, através das diversas instituições como a família, a escola, a constituição, o código penal etc., aquilo que a sociedade considera necessário para a sua sobrevivência. A socialização não se dá apenas mediante atitudes e exigências explícitas, mas também através de "normas" ocultas. Enquanto aquelas são transmitidas por meio de atitudes, gestos, palavras e exigências conscientes e intencionais, estas chegam indiretamente através de formas de comportamento, gestos de aprovação ou reprovação, relacionamentos informais etc. Desde já é preciso lembrar que, além destes modos tradicionais, a sociedade contemporânea dispõe de outros mecanismos de socialização extremamente complexos, eficientes e ambivalentes. Refiro-me aos meios de comunicação dos quais falarei mais adiante.

O processo de socialização é sempre conflituoso e ambivalente porque, de um lado, o indivíduo resiste naturalmente à integração e, de outro, porque a realidade cultural, à qual, *nolens volens*, deve integrar-se, é heterogênea e contraditória. A relação entre o individual e o social se dá pelo mecanismo dialético e dramático entre a liberdade e a necessidade numa tensão que se estende pela vida toda como uma harmonia conflitual. O eu sempre vive no contexto de um sujeito maior que o engloba, mas do qual busca libertar-se mesmo sabendo que a ele está estruturalmente ligado. Nas palavras de Maffesoli (2003, p. 49), "do romance psicológico à filosofia moderna, tudo está calcado sobre o drama existencial ou político, ou seja, sobre o processo de educação que conduz à autonomia individual e ao contrato social".

De fato, um simples olhar à nossa volta é suficiente para constatar um mundo pleno de contrastes e contradições, de incertezas e dúvidas, de lutas e confrontos. A história humana foi escrita desde o início na linguagem do conflito e da contradição. Este mundo ambíguo coloca-se, ao mesmo tempo, como risco e necessidade aos jovens. Eles precisam tanto construir sua identidade psíquica, sua personalidade individual por conta de sua condição de ser sujeito, quanto assumir uma identidade social, uma inserção sociocultural por conta de sua natureza social.

Esta é a condição, complexa e dilemática, da realização do ser humano. Não fora isso o bastante, o caminho dessa realização está ladeado de convites e seduções que, carregados de interesses, querem seduzir o jovem ora para um, ora para outro lado. Ao sistema econômico, por exemplo, interessa dispor de um indivíduo competente, hábil no manejo de conhecimentos e técnicas, maleável e adaptável aos intentos do capital. A cidadania, de outra parte, exige um ser autônomo, independente e crítico, capaz de decidir, por conta própria, os destinos de sua vida no interior de um projeto de corresponsabilidade social. O mundo econômico exige competência, competitividade, a busca de vantagens; a cidadania requer conhecimento e reconhecimento da diferença, solidariedade e busca do bem-estar social.

No campo da ética este cenário de conflitos e contradições se revela particularmente desafiador para quem é solicitado a aceitar costumes e tradições e assumir comportamentos e valores. Os hábitos e costumes têm um efeito estruturante sobre o eu mediante a iniciação. Não é possível pressupor um conjunto harmônico e consensual de valores, embora os conflitos muitas vezes sejam silenciados mediante métodos autoritários usados pelas forças hegemônicas.[3] Basta lembrar alguns valores possíveis como a humildade, o respeito e a obediência ou, na contraparte, a autoafirmação, a capacidade crítica e a autonomia. Cada um destes conjuntos de valores representa uma perspectiva ética muito distinta da outra. Torna-se intrigante a questão de como, no interior de uma mesma sociedade, é possível tanta ambiguidade. A resposta, na verdade, é simples se admitirmos que a sociedade se compõe de camadas ou classes heterogêneas, cujos projetos e expectativas sociais e éticas são distintos e conflitantes. Isto explica também a origem das diferenças entre os objetivos pedagógicos, uma vez que estes se fundam sobre os interesses políticos e econômicos das distintas classes ou grupos sociais. Kurt Beutler (1995, p. 270) lembra, por exemplo, que os pais

---

3. Ao longo da Idade Média houve uma homogeneização muito acentuada de valores e formas de comportamento. Isto não se deveu à ausência de conflitos, mas ao autoritarismo e às ameaças do poder da Igreja.

de condições sociais mais elevadas desejam para seus filhos autonomia e capacidade crítica, enquanto os de condições mais humildes esperam que seus filhos sejam obedientes e humildes.

Embora esta heterogeneidade se torne mais aparente e consciente na sociedade atual, não podemos imaginar que no passado ela não tenha existido. Ao contrário, ela é presença inevitável em qualquer sociedade, marcada pelas diferenças de classes e interesses. Isto nos permite concluir, desde logo, que é ideológica a imagem homogeneizante que muitos filósofos e historiadores desenham a respeito dos valores e ideais pedagógicos das sociedades antigas e medievais. É claro que os cidadãos e escravos gregos ou a nobreza e os servos medievais tinham, em suas respectivas culturas, ideais e aspirações muito diferenciados. Por isso, "as teorias dos grandes clássicos da pedagogia não podem ser entendidas como a expressão de toda uma época, mas somente como expressão ideológica daquelas classes sociais a serviço das quais eles se encontravam" (Beutler, 1996, p. 272). Também Walter Benjamin (1985, p. 157) nos lembra de que "não há documento da cultura que não seja ao mesmo tempo um documento da barbárie. E assim como os próprios bens culturais não estão livres da barbárie, também não o está o processo de transmissão com que eles passam de uns a outros".

As palavras de Benjamin mostram, primeiro, que não há um consenso em torno de objetivos da educação; segundo, que a maioria dos objetivos formulados na teoria ou presentes na prática pedagógica representam, consciente ou inconscientemente, interesses de determinados segmentos sociais; e, terceiro, que são os grupos mais poderosos que impõem seus interesses. Nada altera o fato de que formulações linguísticas confiram a tais objetivos um caráter de universalidade e validade geral.

Diante dessa realidade ambivalente, poderíamos imaginar que a teoria da educação tivesse condições, senão de determinar, pelo menos de indicar os objetivos (valores) que deveriam ser buscados ou evitados. No entanto, a teoria da educação se limita, de um lado, a constatar os valores predominantes e tidos como importantes pela sociedade e, de outro, a promover e subsidiar o debate em torno dos objetivos e valores que, em determinadas circunstâncias socioculturais, seriam os mais adequados aos indivíduos e à sociedade como um todo. Superados os dogmatismos tradicionais (metafísicos ou teológicos), não resta outra alternativa senão o entendimento dialógico-discursivo entre todos os agentes interessados e responsáveis pelo processo educativo (pais, professores, gestores etc.) para formular objetivos e valores a serem buscados na prática pedagógica. Faz parte dessa atividade crítica da teoria desvendar o caráter ideológico de certas formulações e afirmar os valores democráticos. Mesmo assim, tais entendimentos conduzem apenas a consensos precários, sempre sujeitos a novas tematizações discursivas e correspondentes reformulações.[4]

No seu pequeno texto sobre educação, Kant (1996, p. 15) escreve algo parecido ao que disse o poeta grego, lembrado anteriormente: "O homem não pode tornar-se um verdadeiro homem senão pela educação. Ele é aquilo que a educação dele faz". Kant certamente não usou o termo "educação" pensando apenas naquelas influências (educativas) que nos vêm de fora, sejam elas formais ou informais, mas incluindo também a autoeducação interna do indivíduo. Portanto, também para Kant, um filósofo do início dos tempos modernos, o homem é um ser indeterminado, aberto ao seu próprio futuro. Não é por acaso que Kant, de modo geral um filósofo sisudo e retraído, dedicado às complexas questões epistemológicas, éticas e estéticas, que irrompiam no início da modernidade, se preocupou, também, com questões educacionais. Ele percebeu, com muita lucidez, que se encontrava no limiar de uma nova era em que profundas transformações ocorriam e outras tantas se anunciavam. Ante a falência das verdades fixas e do abandono dos valores tradicionais, o futuro do homem tornava-se incerto. Kant colocou a responsabilidade sobre os ombros do sujeito. Ele precisa servir-se

---

4. Nestes termos, faço referência à ética do discurso de Jürgen Habermas (1989). O leitor que desejar um aprofundamento maior fará proveito da leitura da *Teoria de la acción comunicativa* e da *Ética do discurso*, de Habermas, conforme indicado nas referências.

de sua capacidade racional para encontrar o seu caminho e realizar sua potência inicial de ser perfectível. E se soubesse fazê-lo, acreditava Kant e com ele toda a modernidade, o homem asseguraria uma vida melhor e de uma sociedade mais justa no futuro.

As ideias de Kant davam sequência ao grande movimento de inovação moderna, iniciada por Descartes, que valorizava a subjetividade e a individualidade. Ao mesmo tempo, segundo explica Bauman, Kant abriu a perspectiva de uma nova fase da humanidade em que passaria a prevalecer a convicção de que o vazio deixado pela supervisão moral da Igreja "podia e devia preencher-se com um novo conjunto, cuidadosa e habilmente harmonioso, de regras racionais; que a razão podia fazer o que a crença não estava mais fazendo". Com base nessa convicção,

> fizeram-se sem cessar tentativas de construir um código moral que — não mais se escondendo sob os mandamentos de Deus — proclamasse em alto e bom som corajosamente sua proveniência "feita pelo homem" e apesar disso [...] fosse aceito e obedecido por todos os seres humanos. (Bauman, 1997, p. 11)

Esta confiança alimentou por muito tempo a esperança dos filósofos e legisladores. Pensava-se que os indivíduos livres e, em consequência, imprevisíveis teriam que ser submetidos a algum tipo de coação porque, afinal, como dizia Hobbes, o homem é para o homem um lobo. Pensava-se que "o julgamento jamais poderia ser inteiramente confiável, simplesmente pelo fato de ser individual e assim enraizado em autoridade outra que a dos guardiões e porta-vozes da ordem" e foi nesse sentido que "os filósofos definiram a universalidade como aquele traço das prescrições éticas que compelia toda a criatura humana a reconhecê-lo como direito e aceitá-lo em consequência como obrigatório" (Bauman, 1997, p. 11 e 13). Trata-se da tentativa de estabelecer regras inflexíveis como padrão de comportamento a ser seguido por todos, a exemplo do que fazia a lógica no campo do conhecimento.

Esta confiança numa razão capaz de encontrar regras à prova de qualquer instabilidade e ambivalência, anunciada no início da modernidade, parece estar hoje profundamente abalada. Desconfia-se de que esta promessa de certeza tenha sido mais uma estratégia colonialista da cultura europeia para impor seus princípios e valores do que o efetivo reconhecimento de um rigorismo absoluto da razão.[5] A história já os ensinou, através de Auschwitz, das bombas atômicas, das guerras convencionais ou eletrônicas e da destruição do meio ambiente, que a razão, celebrada como ciência e tecnologia, é um instrumento tanto útil quanto perigoso. A história nos mostra, ainda, que a ideia da escatologia do repouso e da felicidade absolutas, de origem aparentemente teológica, chegou ao seu esgotamento. Vivemos num contexto de mudança e celeridade que nos alcançou de sobressalto e que, por isso, nos deixa inseguros e desorientados. Vivemos também a exponencial ambiguidade da objetivação/subjetivação, da socialização/individualização do humano, da espiritualidade/corporeidade, da informação/conhecimento, da liberalização/normatização que exige um alto grau de autonomia das pessoas para que consigam encontrar sentidos e caminhos para sua vida nesse emaranhado de apelos e contradições que a todos envolve, do início ao fim da vida.

O código ético continuará sempre ambivalente, sem condição de harmonizar-se definitivamente. Não há garantias para a conduta humana. Precisamos aceitar a ideia de que o homem e a sociedade são sempre imperfeitos, cheios de ambiguidades e de contradições. A mo-

---

5. Esta descrença é radicalizada pelos chamados pós-modernos a ponto de desconfiarem de qualquer projeto com traços de filosofia da história. Na verdade, as críticas à modernidade, pelo menos como foram formuladas pelos representantes da assim chamada *teoria crítica*, particularmente por Horkheimer e Adorno, não defendiam o fim ou a superação da modernidade, mas apenas argumentavam que alguns de seus supostos e expectativas se revelam enganosos e precisam ser repensados. Neste sentido, é a própria modernidade que repensa suas apostas demasiadamente pretensiosas e suas certezas exageradas ante as novas incertezas e transformações que se tornaram inerentes à própria cultura. O sonho do progresso ilimitado através do uso da razão chegou ao fim. Isto, porém, não implica o abandono da necessidade de sonhar, de cultivar utopias, de se ter uma filosofia da história construída a partir de um projeto para um futuro mais justo e digno para o ser humano e para a sociedade.

ral nunca será racional a ponto de as ações humanas se tornarem totalmente previsíveis. As opções (decisões) morais sempre dependerão da autonomia do sujeito que, em última instância, deve decidir segundo sua consciência, em circunstâncias concretas. Mas isto, por si só, não significa o fim das utopias, o fim do projeto de uma sociedade e de um homem melhor.

A pergunta que a todos se coloca é a de como construir, no contexto de tempos tão turbulentos e inseguros, uma identidade subjetiva de convicções e princípios que sirvam de base para decisões morais desvinculados do meramente circunstancial e de conveniências momentâneas.

2. O hedonismo como fundamentação ética e o fim do político

Aristóteles, na sua famosa *Ética a Nicômacos*, diz que a pólis, ou seja, o lugar onde se cristalizam as tradições e os costumes, é anterior ao indivíduo. "Ainda que a finalidade seja a mesma para o homem isoladamente e para a cidade, a finalidade da cidade parece de qualquer modo algo maior e mais completo" (Aristóteles, 1999, p. 18). Isto porque o ser humano quando chega ao mundo já encontra a pólis com seu *ethos*, com suas tradições, valores e costumes constituídos aos quais deve adaptar-se. Ética designa, antes de tudo, isso: acostumar-se ao ethos, aos costumes e valores vigentes na pólis ou comunidade, como diríamos hoje. É somente na comunidade que, segundo Aristóteles, o homem pode atingir a verdadeira felicidade. Por esta razão, a política é para o filósofo a primeira dentre as ciências e a ética apenas uma parte dela. É claro que os costumes e os valores, as formas de agir e de pensar já estão aí quando chegamos ao mundo e é a eles que, querendo ou não, temos que nos adaptar desde o primeiro momento de nossas vidas. Portanto, a nossa identidade, o nosso eu, é engendrado a partir da cultura na qual nascemos, ou seja, daquilo que outros, antes de nós, fizeram e pensaram. Antes mesmo que tenhamos qualquer consciência, imitamos gestos, cumprimos normas, atendemos a exigências e, sobretudo, aprendemos pela linguagem a cultura na qual nascemos.[6] Essa cultura é fruto do trabalho imemorial do homem na sua relação com a natureza e com seus semelhantes. Por isso, dizemos que o homem é um ser cultural.

Desde o início de nossas vidas, portanto, respiramos alteridade. É a partir do *outro* que nos tornamos, no início e ao longo de toda a nossa vida, aquilo que somos. Sem *alter* jamais existiria *ego*. Podemos, então, dizer que antiético é tudo o que prejudica este sentido essencial de nossa vida de tornarmo-nos o que somos, isto é, seres humanos sociais. Não é possível que isso ocorra sem a inclusão do *outro*. Negar o outro ou destruí-lo é o mesmo que negar a si mesmo, enquanto ser humano. Há um condicionamento mútuo entre *ego* e *alter*. Sem o *outro* não se constitui a identidade do *eu* e sem esta identidade o *eu* não pode abrir-se para o *outro*. O homem que não for único em sua identidade não pode pluralizar-se, não pode aliar-se aos outros, tornar-se um ser verdadeiramente humano. O homem só pode caminhar em direção ao outro a partir de si mesmo, a partir de sua própria identidade, mas a constituição dessa identidade só se dá a partir da inclusão do outro. Ser humano, portanto, implica, por definição, a imbricação originária entre a socialidade e a individualidade.

Vale lembrar esta condição do humano em razão da condição de alienação em que hoje se vive e por causa da presunçosa e falsa suposição de que o indivíduo existe como uma mônada (Leibniz) autônoma, lado a lado com outras tantas mônadas, com as quais se relaciona como exterioridades. É falso o olhar de Narciso; seu espelho revela só ele

---

6. Nesse contexto Habermas fala de *mundo da vida* como o contexto constitutivo, como o horizonte no qual se configuram todas as competências que tornam o sujeito capaz de falar e de agir. "Os componentes do mundo da vida — a cultura, a sociedade e as estruturas da personalidade — formam conjuntos de sentidos complexos e comunicantes, embora estejam incorporados em substratos diferentes. O saber cultural está encarnado em formas simbólicas — em objetos de uso e tecnologias, em palavras e teorias, livros e documentos, bem como em ações. A sociedade encarna-se nas ordens institucionais, nas normas do direito ou nas estruturas de práticas e de costumes regulados normativamente. As estruturas da personalidade, finalmente, estão encarnadas literalmente nos substratos dos organismos humanos" (Habermas, 1990, p. 98).

mesmo. É uma imagem ilusória não por ser especular, mas porque o eu isolado não existe. O eu é sempre, também, o eu do outro e é isto que o espelho líquido de Narciso não revela.

No entanto, o homem de hoje, jogado em meio ao turbilhão de mudanças e transformações, ao eliminar seus vínculos com a tradição, com os valores, com a história, se lança em busca do que virá como quem deseja chegar ao topo da escada sem pisar nos degraus inferiores. A natureza, no entanto, nos ensina que quanto mais altos os galhos da árvore, quanto mais luz ela busca, mais profundas devem ser suas raízes (cf. Leloup, 2002, p. 34). O chão no qual o homem, enquanto indivíduo, tem fincadas suas raízes é a história social ou cultural. É ela que o nutre, que lhe dá a base que lhe permite abrir-se ao futuro. A história, a tradição, os costumes, numa palavra, a cultura são a primeira e permanente morada do humano, o lugar a partir do qual ele constitui a sua identidade e pode construir o seu futuro. Tornar-se um sujeito ético é um processo necessariamente individual e social em decorrência da condição humana de ser cultural.

A emergência do individualismo[7] está diretamente ligada à deserção da *res publica*. Narciso busca apenas a si próprio, renuncia a qualquer militância, seja ela religiosa ou política, adere à moda, busca as vantagens pessoais. O narcisismo significa a exclusiva conjugação do tempo presente, da proeminente relação consigo mesmo e com seu corpo, sem compromisso com valores sociais e morais. Significa a despolitização em proporções nunca antes vistas, o fim da esperança revolucionária e da contracultura, o fim do *homo politicus* e o advento do *homo psicologicus* e do *homo economicus*. Sem projetos capazes de atrair as energias, a *res publica* se desvitaliza e as grandes questões políticas e éticas despertam, na melhor das hipóteses, uma curiosidade similar a de algum outro

---

7. Para evitar mal-entendidos, é preciso distinguir entre individualismo e individualidade. Individualidade é a especificidade, o conjunto de propriedades e características a partir das quais um ser humano se considera personalidade específica e única. O individualismo, ao contrário, é aquela orientação do pensar, sentir e querer que julga o indivíduo um fim em si e vê na felicidade individual e no desenvolvimento da personalidade o sentido mais elevado da aspiração humana, colocando a seu serviço a sociedade (os outros) e o Estado.

evento qualquer. "Hoje vivemos para nós próprios, sem nos preocuparmos com as nossas tradições nem com a nossa posteridade: o sentido histórico sofre a mesma deserção que os valores e as deserções sociais" (Lipovetsky, 1989, p. 49). Tudo se reduz a uma sensibilidade epidérmica de curta memória com relação a qualquer evento por mais trágico que seja. Tão logo esmaece o efeito espetacularizante, levado às telas e alto-falantes pela mídia, as tragédias se apagam da memória, o corpo se reacomoda na maciez do sofá, enquanto a mão se estende em direção a uma bebida qualquer para afastar da boca o incômodo da leve secura que as imagens causaram.[8]

A consciência do eu substitui a consciência de classe, a consciência subjetiva substitui a consciência política. Ocorre um distanciamento da esfera pública que vem acompanhado de uma correspondente adaptação funcional ao isolamento social; as mônadas humanas absorvem a si mesmas e se adaptam ao mundo em que nascem e vivem. "O adestramento social", diz Lipovetsky (1989, p. 53),

> já não se efetua através da coerção disciplinar nem mesmo da sublimação; efetua-se por meio da autosedução. O narcisismo, nova tecnologia de controle flexível e autogerido, socializa dessocializando, põe os indivíduos de acordo com um social pulverizado, glorificando o reino da plena realização do ego puro.

A isto se liga uma nova ética permissiva e hedonista. O esforço, a disciplina, a austeridade são dissolvidas e desvalorizadas em proveito do culto ao prazer, ao imediato, ao bem-estar aqui e agora. Maffesoli (2003, p. 23) descreve de forma aprecisa e concisa esta realidade:

> Essa insignificância das ações humanas, esse sentimento de precariedade e de brevidade da vida se expressam, mais ou menos conscientemente,

---

8. Daí a enorme importância dos monumentos que não permitem que se apague a memória das tragédias humanas. Daí também a importância de um conceito de história que reflita o sentido trágico, de lutas e contradições, de vencedores e de vencidos que marcam o passado dos povos e da humanidade.

no trágico latente ou no hedonismo ardente próprios deste fim de século. Porque há [...] uma forte ligação entre o trágico e o hedonismo. Um e outro se dedicam a viver, com intensidade o que se deixa viver. A vida é vivida sob forma de avidez. Não mais que simples consumo, mas uma intensa consumação. Sociedade de consumação perceptível, em particular, nessas práticas juvenis que já não se reconhecem nesses "adiamentos de gozo" que são ação política ou o projeto profissional, mas que quer tudo e de imediato.

A predominância desta perspectiva na vida dos jovens faz com que eles se tornem materialistas, utilitaristas e hedonistas. Só lhes interessa o que traz vantagens pessoais de satisfação, prazer, posse, reconhecimento social e poder. Estamos acostumados a ouvir queixas de que nossos jovens não se interessam mais pela política, que já não sabem o que foi o golpe militar de 1964, o que foram as *diretas já*, quais são os problemas políticos e sociais que afligem a sociedade contemporânea. Ouvimos, ainda, que os jovens são indiferentes e apáticos e sofrem de uma carência trágica de sentidos. E Mattelart (2002, p. 101) generaliza: "os pilares do 'universalismo ideológico' — a religião, o nacionalismo, o marxismo — se apagam do horizonte intelectual". Os problemas fundamentais do gênero humano ligam-se à sobrevivência num ambiente em que se torna natural que as preocupações ideológicas cedam lugar à busca do emprego, à ascensão social e, em dimensão mais ampla, às preocupações ecológicas. Portanto, de nada adianta colocar a culpa nos jovens. Suas atitudes apenas refletem o mundo que as gerações anteriores construíram para eles. Entende-se, assim, que:

> a falta de atenção dos alunos, de que todos os professores hoje se queixam, não é senão uma das formas desta nova consciência *cool* e desenvolta, ponto por ponto análoga à consciência telespectadora, captada por tudo e por nada, ao mesmo tempo excitada e indiferente, sobressaltada pelas informações, consciência opcional, disseminada, nas antípodas da consciência voluntária, "introdeterminada" (Lipovetsky, 1989, p. 54).

É preciso perceber que este não é um problema localizado, mas uma questão estrutural de nossa cultura que alguns chamam de pós-moderna. Maffesoli (2003, p. 46), representando esta posição pós--moderna, diz que uma análise judiciosa mostra que "o sentido da vida, seja individual ou social, não é de fato senão uma sucessão de agoras, uma concatenação de instantes vividos com mais ou menos intensidade". A indiferença designa apenas o resultado do domínio do temporário, do individualismo, da atomização de tudo, da incerteza do presente ante o turbilhão de mudanças que ocorrem e que presumivelmente ainda hão de se acelerar. Assim, declinam os ideais e valores públicos e prosperam as demandas do ego e os interesses individuais, o êxtase do corpo, as satisfações imediatas, tornadas verdadeiro objeto de culto. O culto do corpo individual abala e ofusca a representação do corpo social do mesmo modo que a apreensão da alteridade desaparece em função da individualidade.

Fecha-se o espaço público dos valores solidários e abre-se o cenário do consumir, do fruir, da libido, da técnica e da velocidade. Não se trata de uma resistência ao sistema, mas antes de um elemento de sua própria lógica. Depois de ter relativizado tudo, esta tendência torna indiferentes também os próprios homens, fazendo dessa indiferença um mecanismo de disponibilização do indivíduo em favor do próprio sistema. "[...] O capitalismo descobre na indiferença uma condição ideal para a sua experimentação, que pode agora se realizar com um mínimo de resistência" (Lipovetsky, 1989, p. 41). Alcançado este nível de individualização já não é mais necessária a coação externa de adaptação ao sistema; o sistema se torna autogerido a partir de seu próprio interior, transformando a acomodação numa condição quase ôntica do indivíduo.

Há uma profunda interferência entre os modelos de racionalidade científica e do modelo econômico com a concepção do indivíduo e a organização da sociedade. Assim, por exemplo, o procedimento de trabalho e as linhas de montagem, introduzidas por Henry Ford em 1913, representaram uma reorganização da própria sociedade. "Com o novo método de produção", escreve Mattelart (2002, p. 46-47), insinua-se um novo método de vida integral, uma certa maneira de pensar e de sentir a vida. A racionalização do sistema de produção realiza a junção entre a fábrica e a sociedade, entre a vida privada e a vida pública. A vigilância administrativa do trabalho intensivo na linha de montagem combina-se com o enquadramento ideológico em e na vida privada. Uma é impensável sem a outra. A coerção se conjuga com a convicção.

Dessa mesma forma, refletem-se no indivíduo e na sociedade as consequências da sociedade da informação. As informações são hoje veiculadas como

> uma mercadoria de memória perecível por definição abre uma nova forma de temporalidade que contrasta profundamente com o tempo da elaboração e da durabilidade do saber. A imprecisão, a fugacidade e o alto grau de descompromisso que envolvem a informação passam a caracterizar a própria sociedade da informação (Mattelart, 2002, p. 73).

A pressa de verbalizar, informatizar e transmitir o evento do aqui e agora para chegar primeiro, mesmo sob pena de imprecisão, e a leitura espetacularizada de tudo, passam a fazer parte não só dos meios midiáticos, mas também da vida quotidiana, penetrando nas mais íntimas esferas da privacidade individual. Estas novas circunstâncias formam um novo *ethos* com normas e expectativas de procedimento próprias, influenciando profundamente as pessoas que nele crescem e se formam. Félix Guatari (in: Mattelart, 2002, p. 171) chega a dizer que

> a inteligência e a sensibilidade são objeto de uma verdadeira mutação em razão das máquinas informáticas que se insinuam cada vez mais nos motores da sensibilidade, do gesto e da inteligência. Assiste-se atualmente a uma mutação da subjetividade que talvez seja ainda mais importante que a invenção da escrita ou da imprensa.

Há um turbilhão de gestos, palavras e comportamentos que, aparentemente apátridos e neutros, se inserem na linguagem e no quotidiano, influenciando e determinando os modos de pensar, de sentir e de julgar dos indivíduos, enquadrando as representações coletivas e predispondo os indivíduos a aceitarem os princípios que fundam e orientam o neoliberalismo capitalista pós-industrial. Trata-se de uma forma sorrateira de enquadramento ideológico e ético que transforma profundamente os conceitos de liberdade e realização humanas, ao mesmo tempo que influencia as aspirações, focando-as no individual, no material, no prazer, no imediato.

> O sentido do *fatum* subjacente a tudo isso traduz bem uma maneira de viver, uma *ars vivendi* que concorda com o mundo como ele é, já que é o único que temos, o único que podemos viver. Arte de viver já não mais fundada na busca da liberdade absoluta, mas nas pequenas liberdades intersticiais, relativas, empíricas, e vividas no dia a dia (Maffesoli, 2003, p. 23).

Num mesmo gesto, velado, afirma-se a realidade, o modelo socioeconômico vigente com todos os seus desdobramentos da globalização[9] como algo necessário e irreversível e funda-se, nesse contexto, uma ética hedonista do consumo, do prazer, do uso, do momento. O consumo, o imediato, a celeridade tornam-se argumentos de autoridade, abolindo a legitimação e o social como fundamento para o comportamento ético.

O que é rápido, eficiente e lucrativo tem aprovação ética. Tudo é permitido em nome das conveniências sistêmicas do modelo neoliberal que "precisa" funcionar. A lenta acumulação histórica da cultura se vê desestabilizada e desautorizada a ponto de submeter tudo ao princípio da *tabula rasa*. O homem moderno é um homem aberto que dispensa, sem remorsos, as tradições e os costumes. O que herdamos do passado,

---

9. A globalização se apresenta como a grande panaceia supostamente capaz de sanar os males dos desnivelamentos sociais, permitindo que todos participem das benesses do desenvolvimento científico tecnológico, quando, na verdade, conforme revelam duas pesquisas publicadas no encontro de Davos (2005), a globalização produz ganhos, por ano, de U$ 1 trilhão para a economia dos Estados Unidos.

os princípios, sonhos, ideais, valores e normas, tudo é considerado obsoleto e ultrapassado. As necessidades tecno-mercadológicas geram uma contemporaneidade amnésica que dispensa a história, a cultura e o projeto. As opções éticas são feitas ao gosto do indivíduo e todos os comportamentos são considerados válidos, podendo coabitar lado a lado. Impõe-se a celebração da mercadoria, do consumo, da comunicação, da celeridade e da futilidade que ofuscam a consciência das terríveis fraturas sociais e da necessidade de novos modelos de desenvolvimento social.

O indivíduo não assume determinados comportamentos por adesão a princípios éticos ou como um dever ser, mas por não resistir às promessas hedonistas do sistema. A sedução é uma forma refinada, sutil e suave de destruição do social. Instala-se um processo de individualização e de isolamento que substitui a tradicional rigidez disciplinar pelo hedonismo aprazível da comunicação e das mensagens veladas da mídia. Cada indivíduo cultua a sua verdade, a sua ética, num processo de fragmentação do ético, do cultural, da identidade social. A sedução é o novo, mais suave e eficiente mecanismo de integração do indivíduo. É a expressão ideológica por excelência do neoliberalismo. O sistema fortalece ao máximo o indivíduo, insuflando-lhe autoconfiança e ilusão de autonomia para que ele não se aperceba da fraqueza que o assalta quando se separa da coletividade. Quanto mais os indivíduos se distanciam dos códigos éticos e dos costumes, acercando-se de uma verdade individual e pessoal, mais as suas relações se tornam associais e alterofóbicas. Do ponto de vista do simulacro ético neoliberal, a mera possibilidade de uma sociedade verdadeiramente democrática e igualitária justifica a moral do lucro e da exploração.

É por isso que a convivência social exige regras impessoais para proteger os indivíduos uns dos outros. Onde tais regras inexistem ou não são aceitas ou respeitadas, as relações humanas tornam-se agressivas e reguladas pela lei do mais forte ou pela lei da selva, como se costuma dizer. À medida que se desintegram as classes, os indivíduos carentes de socialidade se agregam em outras confrarias ou tribos como os clubes, os bairros, os grupos religiosos, não raro com códigos próprios de comportamento destituídos de qualquer potencial político transformador. Maffesoli (1998, prefácio) reconhece que há "uma importante mudança de paradigma: em vez de dominar o mundo, em vez de querer transformá-lo e mudá-lo [...], nós nos dedicamos a nos unirmos a ele através da 'contemplação'".

A ideologia do indivíduo autônomo, completamente livre, apenas semelhante aos outros, inventada há muitos séculos, é hoje reinventada na forma de um psicologismo exacerbado que eleva o indivíduo narciso ao ponto culminante. A celebração do eu explica o fascínio pelas celebridades, por atores e atrizes, por modelos e *pop-stars*, símbolo banal, frívolo e inútil do ar que respiram as novas gerações, desde a mais tenra idade. O indivíduo por mais que proclame sua autonomia e liberdade, na verdade, não é mais dono de si. Ator ignaro de sua exterioridade passa a vida recitando textos escritos por outras pessoas (cf. Maffesoli, 1998, prefácio).

Esta atitude de personalização e singularização, elevada à orientação predominante da vida, desqualifica a ética e liquefaz as tradições, os valores, os ideais, produzindo uma cultura do atendimento às necessidades imediatas, pessoais e hedonistas, desprendendo os indivíduos de seus laços sociais, do sentimento de corresponsabilidade e de solidariedade. Assim se esgarça a esfera do político, do social, da nação; desfaz-se a visão histórica do tempo longo e impõe-se o tempo curto. O projeto de liberdade social ampla reduz-se à liberdade estreita do indivíduo. Rompem-se as perspectivas da solidariedade e da soma e afirmam-se os interesses pessoais e da divisão. Hoje, se toleram mais facilmente as desigualdades e as desgraças sociais do que os interditos à vida privada, individual. Uma tragédia individual, espetacularizada pela mídia, comove a nação; a fome, a miséria e a morte de milhões deixa todos indiferentes. Desgastam-se os conteúdos e atitudes subversivas contra um sistema que, ironicamente, explora e oprime a maioria dos indivíduos. Impõem-se as estratégias de submissão e integração, com anuência dos indivíduos ávidos de vantagens pessoais, indiferentes a quaisquer desgraças coletivas.[10]

Seguindo esta mesma tendência personalista, a educação torna-se a busca de instrumentalização pessoal para competir por um lugar no interior de um sistema que oprime a todos. Os objetivos da escola, o currículo, o discurso dos gestores e dos próprios professores se estruturam em função do indivíduo, da satisfação de suas necessidades profissionais e ganhos futuros e neutralizam-se os conflitos de classe, dissipa-se o imaginário da mudança, cresce a apatia com relação aos temas mais amplos e sociais enquanto aumenta a efervescência em torno do eu, de suas necessidades de consumo.[11]

Ao mesmo tempo, as contradições se aprofundam, seja entre as classes sociais, entre os ricos e os pobres, entre as nações do primeiro e do terceiro mundos, entre os info-ricos e os info-pobres, seja, no nível subjetivo, seja entre os indivíduos. Quanto mais cresce o personalismo, mais se aprofunda o anonimato; quanto mais se prega a tolerância, mais se agravam as agressões; quanto mais se prolonga a vida, mais se teme a morte; quanto mais se acelera o ativismo, mais vazias se tornam as pessoas; quanto mais se aperfeiçoa a tecnologia da comunicação, mais aumenta a solidão; quanto mais se cuida da psique, mais cresce a depressão; quanto mais se investe na preservação da vida e da beleza física, mais o homem se enche de medo, pavor e revolta ante a adversidade do tempo e a inevitabilidade da morte.

Apesar de toda a ordem instituída pelo pensamento moderno, a desordem continua a dominar o mundo. E ainda não há esforço expres-

---

10. Esta mentalidade reflete-se no imaginário coletivo: sequestro de um brasileiro no Iraque gerou muito mais comoção social no país do que o destino de um povo inteiro levado à desgraça por conta de uma guerra que, ao que tudo indica, foi movida por interesses econômicos.

11. Não devemos ceder ao impulso romântico, imaginando que as lutas revolucionárias estavam impregnadas de pura entrega e solidariedade, livres de qualquer vestígio narcisista. Falando dos "órfãos da utopia" e da frustração que acometeu os revolucionários com o revés sofrido pelo projeto socialista, Ernildo Stein (1993, p. 65) lembra que "o eu se fará tanto mais frustrado quanto mais narcisismo tinha nestas manifestações políticas, nesta luta por uma mudança da realidade, uma mudança do mundo, uma superação do estabelecido. Há, portanto, uma manifestação muito grande de narcisismo no próprio comportamento político".

sivo para pensar os fundamentos dessa desordem e na perspectiva de encontrar alternativas sociais que, em vez de individualizar, separar e dividir privilegiem a inclusão de todos. O esforço pós-moderno de explicação das circunstâncias contemporâneas representa uma leitura predominantemente descritiva, determinista e sistêmica da realidade que não percebe as contradições, mais e mais visíveis, que a habitam. Coerentemente com esta leitura assumem uma postura conformista que realça o positivo e esconde o negativo e trágico. Falta-lhes uma leitura dialética da história e, por isso, dispensam qualquer conscientização que pudesse levar a uma contracultura e ao agir contrafático.

A seguir, gostaria de apresentar ao leitor alguns argumentos — na verdade, algumas suspeitas — que apontam para o esgotamento do "intervalo" pós-moderno a partir da emergência das contradições do real que se tornam cada vez mais evidentes. Para tanto, vou retomar alguns elementos pós-modernos na intenção de mostrar que certas contradições do sistema e resistências dos indivíduos permitem sonhar com a possibilidade do surgimento de uma nova consciência que a educação escolar pode ajudar a desenvolver.

3. A ética débil do intervalo pós-moderno

A profunda ruptura na história da humanidade, introduzida a partir da modernidade, traduziu-se num discurso que se opõe radicalmente àquele do desprezo pelo aqui e agora, vigente na Idade Média. A modernidade exalta as conquistas da ciência e confia na possibilidade de um progresso ilimitado que desenha para o homem um futuro melhor neste mundo. A razão irá criar — esta era a aposta moderna — as condições para uma vida melhor, mais feliz e justa.

As catástrofes que marcaram o século XX desautorizaram a razão e ofuscaram o brilho de suas promessas. O grande mito do progresso infinito e necessário da humanidade é seriamente posto em dúvida justificando expressões como a de Maffesoli (2003, p. 24): "os modernos fizeram, de fato, a história, mas que história!" Se a modernidade desacreditou o passado medieval através da afirmação de uma nova racionalidade, os des-caminhos, aporias e erros desta deslegitimam, agora, a razão moderna como única garantia de um futuro melhor. Eliminados o passado como nostalgia e o futuro como esperança, o refúgio que sobra é o presente. E a ele o homem se entrega por inteiro. Precisamente o presente que, reduzido a tempo de passagem, a tradição menosprezava, e que a modernidade queria superar em troca de um futuro melhor, passa a ser o único sentido da vida humana.

Este trânsito é teoricamente fixado pelo chamado movimento pós-moderno que ocorreu a partir da segunda metade do século XX.[12] Segundo suas teses, a racionalidade moderna, incapaz de cumprir suas promessas, está sendo substituída por uma nova lógica da sedução, da hedonização da vida, da consagração do individualismo, da espetacularização de tudo, do elogio ao presente em repulsa ao passado que já não é e ao futuro que não chega. Nas palavras de Sébastien Charles (2004, p. 25), "é a fase jubilosa e libertadora do individualismo, que se vivencia mediante a desafeição pelas ideologias políticas, o definhamento das normas tradicionais, o culto ao presente e a promoção do hedonismo individual". A pós-modernidade apresenta-se como aquele momento histórico em que todos os esquemas institucionais que impunham limites à emancipação individual se desfazem e desaparecem, abrindo espaço para os desejos individuais e subjetivos. Ela se autodefine como um tempo em que as grandes ideologias embasadas em estruturas socializantes e a crença na verdade absoluta da história caem por terra, vítimas da desconfiança que as destitui de autoridade e atração. O discurso pós-moderno postula o fim da modernidade e o início de uma nova era histórica que, focada no aqui e agora, tenta apagar de seu rosto as marcas do passado e dispensa um projeto racional de futuro.

---

12. Ao longo da década de 1970 foi introduzido o conceito "pós-moderno" para qualificar o estado cultural das sociedades, tidas como desenvolvidas. Este conceito que surgiu primeiramente no campo da arquitetura e muito rapidamente se difundiu por outros campos da atividade humana passou a designar "ora o abalo dos alicerces absolutos da racionalidade e os fracassos das grandes ideologias da história, ora a poderosa dinâmica da individualização e da pluralização de nossas sociedades" (Lipovetsky, 2004, p. 51).

Vazio de sentido positivo, a designação "pós-moderno", após muito debate e polêmica, se encontra hoje em refluxo. Alguns autores, como é o caso de Lipovetsky (2004), antes defensor ferrenho dos pressupostos pós-modernos, se dispõem a reconhecer que os anúncios da nova era foram apressados e se revelam inconsistentes. Parece que a tese do advento de uma temporalidade dominada em todos os âmbitos do humano pelo precário e pelo efêmero, bem como a primazia absoluta do aqui e agora que marcaria o político e o ético, resulta de uma leitura linear e pouco dialética da história. Hoje é relativamente fácil colher evidências das contradições que desestabilizam a suposta derrocada radical de todas as transcendências e ideologias da modernidade, embora estas devam ser entendidas desde uma perspectiva secularizada ou pós-metafísica como mostram autores como Heidegger (2009), Adorno (1966), Gadamer (2008), Vattimo (1996) e Habermas (1988). Como tenho tentado mostrar em outros momentos (Goergen, 2005), não basta desqualificar o discurso pós-moderno como puro delírio que, posto a serviço de poderes diabólicos, outra coisa não pretende senão minar a filosofia da história e os projetos de transformação social e que, ao contrário de suas teses, nada mudou no curso da história.

Depois das transformações científico-tecnológicas que envolvem conceitos fundamentais como o espaço e o tempo, tal posicionamento se torna insustentável. Ocorreram, sim, mudanças profundas, incontestavelmente visíveis a todos. Mas daí concluir que tais mudanças trouxeram consigo uma guinada radical da história e a negação de todos os fundamentos anteriores é outro engano. O pós-modernismo decreta o passado como morto e extinto e anuncia a chegada do reino da autonomia e liberdade como se este pudesse ser alcançado pela simples superação dos enquadramentos religiosos, sociais, políticos e ideológicos tradicionais. Além desse exagero, que se torna cada vez mais notório, os pós-modernos não se deram conta de que a fuga para diante trouxe consigo novos enquadramentos, tão fortes ou mesmo piores que os anteriores. Piores porque, como já mostraram Adorno e Horkheimer na década de 1930, dão aos homens a ilusão de liberdade e autonomia, quando, na verdade, aumentam, embora sutilmente, a sua dependência. Fazendo uso um tanto anacrônico das palavras desses autores, poderíamos dizer que "esta ideologia torna-se a cega exaltação da vida, a qual se entrega à mesma prática pela qual tudo o que é vivo é oprimido" (1985, p. 54).

Não se trata aqui de defender um retorno ao passado, à modernidade e seus modelos, conforme foram concebidos em seu início, mas de argumentar que não é legítimo perder de vista a evolução dialética e contraditória da história. É verdade que, num primeiro momento, privatiza-se o Estado, a religião e a família e impõem-se o mercado, a tecnociência e o individualismo. Mas num segundo movimento manifestam-se as contradições. O social, os valores, os sentidos, as transcendências começam a reocupar seus lugares no horizonte do humano, embora sobre novos fundamentos e sob novas formas e dinâmicas.

Neste cenário, do ponto de vista educacional, o que mais carece é a reflexão dialética, a resistência às imposições e a inauguração de uma nova positividade contrafática, capaz de fornecer ao ser humano novo abrigo, novos sentidos, novas utopias e transcendências, novos limites e medidas. Como a Fênix da fábula renascendo das cinzas, talvez renasça do caos a esperança de uma nova ordem não mais estigmatizada como necessária e inamovível, mas como resultado de uma consciência crítica e ação afirmativa dos seres humanos que, renovando a utopia de uma sociedade melhor, orientam nela seus atos. Há uma série de acontecimentos[13] indicativos de que se inicia uma resistência contra o mercado tentacular e o frenesi consumista, contra o relativismo axiológico e o individualismo hedonista, contra a violência e a banalização da vida, contra a atomização social e a despolitização, contra a fabricação de falsas necessidades e promessas ilusórias de felicidade pelo consumo. Se estiver correta esta leitura, diria que se inicia a contrapo-

---

13. Refiro-me aos recentes movimentos sociais como a defesa do meio ambiente, das organizações pela paz, da luta pelos direitos das minorias, mas, particularmente, ao incremento que vem tendo a elaboração de uma nova ética, ainda que mínima, que transcenda os limites estreitos do hedonismo presentista.

sição do *homo eticus et solidarius* ao *homo oeconomicus* como nova via de sobrevivência e de felicidade.

O gozo ampliado pela expectativa é reduzido pela posse quando esta deixa manifestos os limites e os lados negativos do imediatismo. Nesse momento, o homem consciente busca novos horizontes e novos caminhos que lhe facultem o que a promessa anterior não pode cumprir. Talvez, esta nova consciência devolva ao ser humano a dimensão perdida do social e do político, ingrediente essencial à condição humana. Parece que todos os movimentos em defesa da paz, da proteção ao meio ambiente, das minorias desamparadas, dos direitos à educação e as múltiplas iniciativas que hoje buscam alternativas ao imediatismo consumista valorizam precisamente esta dimensão social. Estas características indicam que o eixo do presente volta a ser o social, como condição incontornável da condição humana que é passado, presente e futuro; que é memória, vida e projeto. Sacralizar o presente perpétuo, sem passado nem futuro, seria arrancar o homem de sua essencial condição histórica; seria o niilismo não apenas do epistêmico, axiológico e político, mas do próprio ser humano.

Mesmo tendo perdido a fé num futuro necessariamente melhor, o homem sabe que terá de lutar por ele, dominando e orientando os mecanismos como a ciência e os recursos tecnológicos e sabe, também, que a felicidade futura depende de um projeto de solidariedade política. Se vivemos um período de ofuscamento da ideia de progresso e se, por alguns momentos, o *carpe diem* pós-moderno nos induziu a esquecer o sentido trágico da história e a necessidade da luta para superá-lo, estamos nos convencendo agora de que a ideia de progresso ainda não é uma página virada da história. O debilitamento da fé num progresso mecânico e necessário, de um lado, e a frustração da ideia de presente absoluto, de outro, conscientizam o homem da necessidade de seu engajamento na construção do futuro. Nem o encantamento com as leis mecânicas da história nem a visão catastrofista de um futuro trágico colocam-se como alternativas. O futuro depende do homem e de sua consciência social.

A ruína do futuro coloca-se efetivamente como ameaça se a ação do homem não souber assumir a responsabilidade de evitá-la. Como não podemos mais regredir aos tempos anteriores à ciência e tecnologia porque não desejamos abrir mão de suas enormes vantagens, precisamos, a qualquer custo evitar os riscos que elas portam consigo. São as duas caras da *semântica do risco* da qual fala Ulrich Beck (2008, p. 21):

> O terror e a ambiguidade do risco que as aventuras e riscos quixotescos inspiraram desde o princípio ainda hoje é perceptível, inclusive com mais intensidade, ante as novas tecnologias, nas quais o mais promissor e nefasto aparecem indissoluvelmente enlaçados.

Por isso, a virtude da responsabilidade torna-se chave do futuro da humanidade. Tanto para a perdição quanto para a salvação, o homem dispõe da ciência e da tecnologia: tudo depende do sentido e do uso responsável que delas fará. O sentido da responsabilidade deve ser social. Na medida em que vencemos o tempo em que "tudo o que não podemos contar, que não conseguimos medir, tudo o que é de ordem do evanescente e do imaterial é considerado como quantidade desprezível [...] precisamos, urgentemente, iniciar uma nova tarefa que é a "de criar um corpo coletivo, de modelar um *ethos*" (Maffesoli, 1998, prefácio). O vínculo social democrático é um imperativo de novo tipo, único capaz de preservar a humanidade da barbárie e catástrofe que o individualismo, ora dominante, com certeza lhe reserva. Avivam-se as preocupações com o futuro humano e planetário e começa a impor-se a percepção de que os riscos só podem ser evitados mediante o incremento da consciência social e democrática. Talvez os movimentos e lutas sociais pelo acesso aos recursos materiais e culturais, pela superação das desigualdades sociais, pela preservação do meio ambiente, pelo respeito aos direitos das minorias etc. representem o germe de uma nova utopia social a contrapor-se à ditadura do curto prazo, das vantagens individuais e imediatas, da opressão do poder-dinheiro e da exploração econômica. Nossa expectativa e engajamento sustentam-se na esperança de que tal dinâmica se amplie e se imponha definitivamente. Na minha leitura, fecunda-se o ambiente para uma nova visão socialista do futuro, condizente com os novos tempos, emergente da contradição material e cultural. Se a vida tal como a vivemos carrega em si o signo do catastrófico, também é possível que haja momentos em que as pequenas histórias novamente se aglutinem em torno de um sentido maior, em torno de uma utopia como motor na busca de uma nova sociedade.

É certo que as aspirações lúdico-hedonistas da *vida de consumo* (Bauman, 2007) continuam povoando as aspirações da maioria, mas percebe-se também, em contornos cada vez mais nítidos, os temores e inquietações que dali irradiam. O otimismo que cercava o individualismo, o presentismo, o hedonismo e o *carpe diem* está se esgotando. A medicina já não se dedica apenas à saúde do indivíduo porque percebe que o indivíduo não pode ser sadio se o ambiente é doente. Percebe-se que a saúde individual depende da saúde coletiva. Não basta tratar os doentes; é preciso cuidar da saúde pública, dos alimentos, do meio ambiente para que a saúde de cada um possa estar garantida. Tal reorientação pode ser percebida não apenas no nível dos projetos mais amplos, mas na própria postura individual das pessoas. A necessidade não só de prever, mas também de preservar o futuro, mostra que o *ethos* pós-moderno do *hic et nunc* não é suficiente para a felicidade e a vida boa.

Há indícios de que o sujeito não se aquieta com o papel de imagem especular da lógica sistêmica midiático-mercantil, não se conforma com a condição de mero escravo e repetidor da ordem social neoliberal. A fragilização inicial do indivíduo, decorrente do enfraquecimento do poder regulador e orientador das instituições coletivas como a religião, o Estado, os partidos e a família, parece agora se converter em seu fortalecimento, mas em outra pauta. As novas esperanças, permito-me repetir, não residem no passado, embora este seja o fundamento de qualquer projeto futuro, nem nas utopias descoladas do presente, mas devem emergir da *hybris* do presente.

O que se espera da educação ético-moral é que contribua para ampliar a capacidade reflexiva dos indivíduos para que a autonomia e liberdade subjetivas ampliadas possam ser resgatadas do individualismo hedonista e ser capitalizadas em favor de um novo projeto de transformação social.

O momento parece propício porque Narciso está assustado. A desagregação do mundo tradicional, das ideologias, das narrativas e dos valores já não é vivida como emancipação. Impõe-se o medo ante o futuro incerto, a ansiedade suplanta a fruição do presente, a angústia desfaz o consolo do porvir luminoso. Como diz Lipovetsky, citado por Sébastien Charles (2004, p. 28),

> hoje, a obsessão consigo mesmo se manifesta menos no ardor do gozo que no medo da doença e do envelhecimento, na medicalização da vida. Narciso está menos enamorado de si mesmo que aterrorizado pelo quotidiano, pelo próprio corpo e por um ambiente social que ele considera agressivo.

Isso nos leva a desconfiar que não foi a moralidade ou a validade em si de valores que desapareceram. O que está em questão são os fundamentos da autoridade moral. Já não se pode exercer essa autoridade em nome de princípios transcendentais e absolutos, sejam eles de ordem natural ou sobrenatural. Esta fonte de legitimação foi destituída pela modernidade, embora continue sendo invocada até hoje pelos agentes-educadores, entre os quais se encontram os pais e professores. A legitimação das normas e leis não mais se fundamenta no princípio da autoridade externa, mas na argumentação intersubjetiva. Não se trata, portanto, de um *giro axiológico*, mas de um *giro pedagógico*, ou seja, muda a forma de embasamento dos valores. A autoridade e os valores já não se sustentam com base na autoridade, mas com base no argumento (Habermas, 1987).

As lamúrias que se ouvem em torno da perda dos valores e a correspondente nostalgia dos bons tempos em que estes vigiam fortes e incontestes contêm, portanto, uma dupla falácia. Primeiro porque esta visão, perturbada pelas mudanças, deixa de perceber que os valores tradicionais não desaparecem para ceder lugar ao puro relativismo, como muitas vezes se supõe. Se há valores que desaparecem, há também outros que surgem. Assim o prazer, o consumo, a eficiência, a fruição, que orientam a vida de tantas pessoas, são certamente valores, independentemente do que pensemos a seu respeito; segundo, porque não se leva em conta que há também fortes movimentos de resistência à precarização dos valores e sua substituição por outros de viés sistêmico, mercadológico. O próprio mercado representa uma nova forma de moralismo que, aliás, não se distingue essencialmente dos anteriores, sejam eles cristãos como na Idade Média ou laicos como na modernidade. Em todos, como diz Maffesoli (2003, p. 30), "o indivíduo deve se curvar ao projeto decretado *a priori*, a sociedade deve, igualmente, chegar a ser o que o intelectual, o político, o *expert* pensou que devia ser". Parafraseando esta passagem de Maffesoli, pode-se dizer que o indivíduo hoje deve ser o que o mercado pensa que ele deve. Assim, "o destino está aí, todo-poderoso, impiedoso, e, apesar da vontade do sujeito, orienta em direção ao que está escrito" (idem, ibidem, p. 31).

Na contracorrente, são notórias as preocupações das famílias, das escolas, das universidades, das Igrejas, das ONGs com valores e sentidos. Há setores importantes da população que se engajam na luta por valores como a dignidade humana, a solidariedade, a compreensão e o respeito pelo diferente. Trata-se, evidentemente, de valores de corte novo, de natureza laica que, por isso mesmo, não se impõem, repito, com fundamento em autoridade externa, seja ela de ordem transcendente ou cultural/histórica. Ao contrário, dependem essencialmente de uma conversão íntima e que, portanto, só podem ser legitimados pela adesão alcançada através de um processo argumentativo.

É em função da natureza desse processo designado anteriormente como *giro pedagógico* que o vingar de novos valores, capazes de orientar a ação dos homens, depende essencialmente de um processo pedagógico de argumentação e convencimento que não representa apenas uma nova forma de impor valores, mas um processo de instituí-los e validá-los. A adesão a valores liga-se intrinsecamente ao processo democrático/argumentativo de sua instituição e fundamentação.

Não se trata mais de disciplinar, de impor valores e sentidos mediante ameaças e castigos, mas de convencer os educandos, através de argumentos racionais, da importância e necessidade de certos princípios orientadores como consensos reguladores da vida do homem em sociedade.

Há, é verdade, um grande cenário de confronto entre os que aderem à moda, ao efêmero, ao hedonismo, e aqueles que afirmam princípios transcendentes de natureza social. O grande diferencial do mundo de hoje, depois da falência dos valores absolutos, é o poder de sedução e de convencimento. Como já comentei antes, confrontam-se o poder da propaganda, da moda, da mídia que prega o hedonismo imediatista e as vantagens pessoais, de um lado, e o processo de convencimento da importância de princípios gerais que afetam a organização social, a garantia do espaço público e o direito de todos, de outro. Encontramo-nos, efetivamente, em meio a um contexto de contradições em que tanto aumenta a violência, a banalização da vida e a busca de vantagens pessoais, quanto se aspira, manifestamente, por mais paz social, maior valorização da vida, mais respeito à dignidade das pessoas. Não há soluções fáceis para este conflito porque sua superação está condicionada a transformações mais profundas referentes à ordem democrática, à organização econômica e às instituições jurídicas. É inútil sonhar com paz, respeito e solidariedade enquanto a sociedade permanecer dividida em classes sociais de ricos e miseráveis, de cultos e ignorantes, de empregados e desempregados. Com isso, tocamos o ponto nevrálgico em que se cruzam a ética do indivíduo e a ética da justiça social.

A ambiguidade da sedução coloca frente a frente dois movimentos antagônicos, animados por interesses profundamente divergentes: a vantagem privada e a justiça social. A lógica da valorização do mundo, do indivíduo, da autonomia, da ciência e da tecnologia, colocada a serviço do capital, que dissolve os valores morais tradicionais e os substitui pelo hedonismo individualista da fruição do momento, confronta-se com a lógica socialista da justiça, da igualdade social, da superação das classes sociais, que luta pela instituição e difusão de valores como a igualdade, a democracia e a justiça social. A mídia, predominantemente cooptada pelo capital e pelos interesses do mercado do qual ela mesma é parte interessada, afasta seus consumidores dos discursos ideológicos que, comprometidos com os interesses comunitários, buscam a transformação social, e os envolve numa nova ideologia perversa do mercado e do individualismo eudemônico. O indivíduo e a sociedade precisam buscar novas transcendências, novos valores e sentidos secularizados, mas legitimados pelo discurso e pelo argumento.

Um caminho sem dúvida difícil frente ao persistente domínio do processo de subjetivação e individualização que transfere as tragédias sociais para o âmbito do indivíduo. O trágico sobrevive no indivíduo e sua solução transfere-se do campo social, da coletividade, para a subjetividade e a individualidade. O indivíduo é considerado culpado pela sua desgraça e também o único responsável pela sua redenção. Assim, rompem-se os elos do social e esvai-se a força dos ideais transcendentes e comunitários, restringindo-se tudo à solidão e à debilidade da subjetividade individual. Apartado do coletivo e culpabilizado pela sua situação, o indivíduo torna-se fraco e manipulável a partir de pequenas recompensas que satisfazem Narciso por sua passividade e submissão.

Num processo ímpar de manipulação ideológica, a autonomia conquistada mediante os grandes movimentos sociais dos séculos XVIII e XIX foi corrompida e debilitada pelo individualismo egoísta. Os ideais de bem-estar e de felicidade foram deslocados do contexto social e transferidos para o âmbito privado e individual.[14] Desta forma, a consciência se apazigua nos limites do privado e não mais se perturba em razão de problemas sociais pelos quais já não se sente responsável.

---

14. Lembro as palavras que Adorno e Horkheimer (1985, p. 67) escreveram no Excurso 1 da *Dialética do esclarecimento*: "Esse idílio é na verdade a mera aparência da felicidade, um estado apático e vegetativo, pobre como a vida dos animais e no melhor dos casos a ausência da consciência da infelicidade".

Não se trata, evidentemente, de diabolizar a mídia, fazendo dela o Judas de todos os males. Os meios de comunicação podem ser benéficos ou nocivos à sociedade a depender dos objetivos a que servem. De resto, o mundo contemporâneo já não se concebe sem eles. Impõe-se, então, promover a responsabilidade da mídia e a consciência dos consumidores como dois movimentos que se imbricam e condicionam. Penso que alguns passos já foram dados no sentido da desconstrução do deslumbramento midiático, pois sobe o número de consumidores mais informados e exigentes e críticos com relação à mídia. Ouvem-se vozes críticas, cresce a resistência, troca-se de canal, desligam-se monitores, buscam-se alternativas, valorizam-se a conversa, o diálogo, o encontro direto com o outro. Embora a uniformização continue sendo uma das mais graves patologias da contemporaneidade, parece tornar-se menos fácil uniformizar convicções e comportamentos através dos mecanismos da mídia. As sereias da comunicação recebem a sua parte, mas sua sedução pode neutralizar-se pela surdez e cegueira voluntárias de seus ouvintes e telespectadores. Além disso, a homogeneização dos gostos e dos modos de vida não se reflete necessariamente numa vida política e social ou em formas de comportamento consensuais. Em meio à dissolução dos ideais políticos e dos projetos de transformação social, persistem os conflitos e contradições alimentando o sonho de um mundo diferente desse que vivemos. Penso que vale a pena apostar nesta contracultura fazendo dela um projeto de conquista de liberdade e autonomia.

Conclusão

O percurso da reflexão nos levou por sendas e caminhos, ocasionalmente também por desvios, à busca da descrição do cenário ético contemporâneo. No início, vimos um pouco das dificuldades que as pessoas enfrentam, do ponto de vista de sua formação ética, ao se socializarem numa cultura cujos apelos são altamente ambivalentes e fortemente orientados por interesses econômicos e mercadológicos.

Embora tal heterogeneidade tenha existido também em outros momentos históricos, registra-se hoje um apelo ao hedonismo individualista que joga sombra sobre outros ideais de natureza social e coletiva, fundamentais para a vida feliz de todos.

No segundo momento, tentei um aprofundamento um pouco mais acurado desta tendência individualizante e personalista que caracteriza certa deserção da *res publica*. O *homo psicologicus* e *economicus* impõe-se ao *homo politicus*. A consciência do eu substitui a consciência de classe, a consciência subjetiva, a consciência de intersubjetiva. Declinam os ideais e os valores públicos. Impõem-se os desejos do eu e os interesses individuais. Esta parece ser a tendência predominante na atualidade.

No último tópico, procurei mostrar que tais tendências não estão isentas de contradições. Há muitos posicionamentos individuais e coletivos que oferecem resistência aos cantos de sereia do sistema. Os ideais sociais e a filosofia da história não definharam por completo. Ao contrário, vemos sinais em sentido oposto dos movimentos sociais das minorias, dos oprimidos e marginalizados, e particularmente nas muitas vozes críticas que, embora ainda abafadas pelos ruídos do sistema, insistem em serem ouvidas. A difusão dos desejos que essas vozes representam se coloca como tarefa, também para a educação. Assim se explica o título do presente ensaio.

Referências bibliográficas

ADORNO, Theodor. *Negative Dialektik*. Frankfurt am Main: Suhrkamp, 1966

_____; HORKHEIMER, M. *Dialética do esclarecimento*. Tradução de Guido A. de Almeida. Rio de Janeiro: Jorge Zahar, 1985.

ARISTÓTELES. *Ética a Nicômacos*. Tradução de Mário da Gama Cury. Brasília: Ed. UnB, 1999.

BAUMAN, Zygmunt. *Vida de consumo*. Tradução de Mirta Rosemberg e Jaime Arrambide. Buenos Aires: Fondo de Cultura Económica, 2007.

BAUMAN, Zygmunt. *Ética pós-moderna*. São Paulo: Paulus, 1997.

BECK, Ulrich. *La sociedad del riesgo mundial*. Tradução de Rosa S. Carbó. Barcelona: Paidós, 2008.

BENJAMIN, Walter, Teses sobre filosofia da história. In: KOTHE, F. R. (Org.). *Sociologia*. São Paulo: Ática, 1985.

BEUTLER, Detlef. Das Problem der Normsetzung in der Pädagogik. In: BEUTLER, Kurt; HORSTER, Detlef. *Pädagogik und Ethik*. Stuttgart: Reclam, 1996. p. 268-281.

BEUTLER, Kurt; HORSTER, Detlef. *Pädagogik und Ethik*. Stuttgart: Reclam, 1995.

CASSIRER, Ernst. *Ensaio sobre o homem*: introdução a uma filosofia da cultura humana. Tradução de Tomás Rosa Bueno. São Paulo: Martins Fontes, 2005.

CHARLES, Sébastien. In: LIPOVETSKY, Gilles. *Os tempos hipermodernos*. Tradução de Mario Vilela. São Paulo: Ed. Barcarolla, 2004.

DERRIDA, Jacques. *O animal que logo sou*. Tradução de Fabio Landa. São Paulo: Ed. Unesp, 2002.

GADAMER, Hans-Georg. *Verdade e método*. Tradução de Enio Paulo Giachini. Petrópolis: Vozes, 2008. v. I.

GOERGEN, Pedro. *Pós-modernidade, ética e educação*. Campinas: Autores Associados, 2005.

HABERMAS, Jürgen. *Teoria de la acción comunicativa*. Madrid: Taurus, 1987.

_____. *Nachmetaphysisches Denken*. Frankfurt am Main: Suhrkamp, 1988.

_____. *Consciência moral e agir comunicativo*. Tradução de Guido A. de Almeida. Rio de Janeiro: Tempo Brasileiro, 1989.

_____. *Pensamento pós-metafísico*. Tradução de F. B. Siebeneichler. Rio de Janeiro: Tempo Brasileiro, 1990.

_____. *Era das transições*. Tradução de F. B. Siebeneichler. Rio de Janeiro: Tempo Brasileiro, 2003.

HEIDEGGER, Martin. *Ser e tempo*. Tradução de Maria Sá Cavalcante Schuback. Petrópolis: Vozes, 2009.

KANT, Emmanuel. *Sobre a pedagogia*. Tradução de Francisco Cock Fontanella. Piracicaba: Ed. Unimep, 1996.

LELOUP, Jean-Yves. Uma consciência anunciada. In: GROUPE 21. *O homem do futuro*: um ser em construção. São Paulo: Triom, 2002

LIPOVETSKY, Gilles. *A era do vazio*: ensaio sobre o individualismo contemporâneo. Tradução de Miguel Serras Pereira e Ana Luisa Faria. Lisboa: Anthropos, 1989.

_____; CHARLES, Sébastien. *Os tempos hipermodernos*. Tradução de Mario Vilela. São Paulo: Ed. Barcarolla, 2004.

MAFFESOLI, Michel. *O tempo das tribos*: o declínio do individualismo nas sociedades de massa. Tradução de Maria de Lourdes Menezes. Rio de Janeiro: Forense Universitária, 1998.

_____. *O instante eterno*: o retorno do trágico nas sociedades pós-modernas. Tradução de Rogério Almeida e Alexandre Dias. São Paulo: Zouk, 2003.

MATTELART, Armand. *História da sociedade da informação*. São Paulo: Loyola, 2002.

STEIN, E. *Órfãos de utopia*: a melancolia de esquerda. Porto Alegre: Editora da Universidade, 1993.

VATTIMO, Gianni. *O fim da modernidade*. Tradução de Eduardo Brandão. São Paulo: Martins Fontes, 1996.

CAPÍTULO 6

Formação e atuação dos professores: dos seus fundamentos éticos

*Antônio Joaquim Severino**

Introdução

A exigência da necessidade ética emerge no exercício da ação interpessoal, ou seja, ela se impõe prioritariamente quando está em pauta o agir em relação a outras. E seu surgimento e instauração se constituem em referência ao reconhecimento e respeito da dignidade da pessoa humana. Daí que o fundamento de toda eticidade se encontra exatamente na exigência de não se ferir a dignidade pessoal dos outros sujeitos quando interpelados pela minha ação.

Ora, a educação é uma modalidade de ação intrinsecamente relacionada à existência do outro. E uma prática que, por sua natureza,

---

* Doutor em Filosofia; livre-docente em Filosofia da Educação. Professor do PPGd em Educação, da Uninove, e professor titular colaborador da Faculdade de Educação, da USP. *E-mail*: <ajsev@uol.com.br>.

pressupõe uma intervenção sistemática na condição do outro. Sendo uma prática interventiva, traz em seu próprio processo um risco muito grande de atingir a identidade e a dignidade do outro. Por isso mesmo, ela é lugar onde se faz ainda mais necessária a postura ética, tal o potencial que tem de agredir a dignidade do outro, dos educandos. A exigência da eticidade assume dimensão de radicalidade na prática educativa. Sob essa perspectiva, só a política se situa em nível de gravidade ética como a educação. Mas enquanto a política atinge os grupos, que, como tais, podem melhor se defender, a educação atinge as pessoas individuais, mais fragilizadas diante da intervenção vinda do outro, no caso, o educador e seus apoios institucionais.

Mas se ação do educador, a prática educativa, demandam todo um fundamentado cuidado ético, impõe-se impregnar a formação desse profissional de uma radical sensibilidade ética, sem a qual não há como esperar de sua atuação com essa mesma qualidade.

Sem dúvida, não se aprende ética do mesmo modo que se aprende matemática. Isso não obstante, é possível e necessária uma mediação pedagógica para que os futuros educadores possam incorporar a preocupação e a atitude ética, a não faltar em seu agir cotidiano. Não se desenvolve essa sensibilidade só por imitação, osmose ou por transversalidade. As defesas teóricas dessa incorporação por passividade, a meu ver, comprometem a verdadeira dimensão do problema, ignorando a necessidade que temos de mediações bem concretas para nossa aprendizagem em geral e para o desenvolvimento de nossas sensibilidades ética, estética e política, em particular.

E toda a mediação "pedagógica" para esse desenvolvimento de nossas sensibilidades às diferentes gamas de valores que qualificam nossas ações, embora não possam se reduzir a meras formulações didáticas, elas pressupõem e envolvem necessariamente um exercício de reflexão sistematicamente conduzido. É sob essa perspectiva que cabe falar, ainda de que de modo não muito adequado, de ensino de ética na escola, de ensino de estética etc.

O que está em pauta é um processo de formação que jamais se reduz ao processo de instrução, de ensino, de treinamento, de adestramento. Pois não se trata apenas de lidar com um saber, mas com um sabor. Mas esse sabor, esta sensibilidade ao valor, específica e exclusiva para os seres humanos, só se faz sabor compartilhando a mesma experiência subjetiva do saber. Depende da força e da dinâmica de forças do campo magnético da subjetividade intencionalizante.

Podemos nos dar melhor conta do sentido da formação, lembrando que ela envolve um complexo conjunto de dimensões que o verbo *formar* tenta expressar: constituir, compor, ordenar, fundar, criar, instruir-se, colocar-se ao lado de, desenvolver-se, dar-se um ser. É interessante observar que seu sentido mais rico é aquele do verbo reflexivo, como que indicando que é uma ação cujo agente só pode ser o próprio sujeito. Nesta linha, contrapõe-se às denotações de seus cognatos, por incompletude, como informar, reformar, e repudia outros por total incompatibilidade, como conformar, deformar. Converge apenas com transformar...

Minha ideia de formação é, pois, aquela do alcance de um modo de ser, mediante um devir, modo de ser que se caracterizaria por uma qualidade existencial marcada por um máximo possível de emancipação, pela condição de plena autonomia do sujeito. Uma situação de plena humanidade. A educação não é apenas um processo institucional e instrucional, seu lado visível, mas fundamentalmente um investimento formativo do humano, seja na particularidade da relação pedagógica pessoal, seja no âmbito da relação social coletiva. A interação docente é mediação universal e insubstituível dessa formação, tendo-se em vista a condição da educabilidade do homem.

Vou conduzir minha reflexão enunciando uma sequência de afirmações que enunciam e sintetizam o sentido que atribuo à educação e ao lugar e papel que a ética ocupa no processo educativo.

1. Dependente de mediações concretas, a educação se institucionaliza e se torna prática interventiva, ficando interpelada por valores, particularmente pelos valores éticos e políticos

A reprodução dos seus integrantes não envolve apenas uma memória genética, mas, com igual intensidade e cogência, pressupõe ainda uma memória cultural. Em decorrência dessa condição, cada novo membro do grupo precisa recuperar essa memória, inserindo-se no fluxo de sua cultura. Ao longo da constituição histórico-antropológica da espécie, esse processo de inserção foi se dando, inicialmente, de forma espontânea, quase instintiva, prevalecendo o processo de imitação dos indivíduos adultos pelos indivíduos jovens, nos mais diferentes contextos pessoais e grupais que tecem a malha da existência humana. Mas, com a complexificação da vida social, foram implementadas práticas sistemáticas e intencionais destinadas a cuidar especificamente desse processo, instaurando-se então instituições especializadas que se encarregam de atuar de modo formal e explícito na inserção dos novos membros no tecido sociocultural. Nasceram então as escolas. Sem prejuízo dos esforços e investimentos sistemáticos que ocorrem no seio de suas práticas formais, o processo abrangente de educação informal continua presente e atuante no âmbito da vida social em geral, graças às atividades interativas da convivência humana. Mas a formalização cada vez maior da interação educativa decorre da própria natureza da atividade humana, que é sempre atividade intencionalmente planejada, sempre vinculada a um *telos* que a direciona. Desse modo, todos os agrupamentos sociais, quanto mais se tornaram complexos, mais desenvolveram práticas formais de educação, institucionalizando-as sistematicamente.

Desde sua gênese mais arcaica, essa inserção sociocultural envolve sempre uma significação valorativa, ainda que o mais das vezes implícita nos padrões comportamentais do grupo e inconsciente para os indivíduos envolvidos, pois se trata de um compartilhamento subjetivamente vivenciado de sentidos e valores.

2. Como prática humana de caráter interventivo, ou seja, prática marcada por uma intenção interventiva, intencionando mudar situações individuais ou sociais previamente dadas. A educação implica uma eficácia construtiva e realiza-se numa necessária historicidade e num contexto social

É constituída de ações mediante as quais os agentes pretendem atingir determinados fins relacionados com eles próprios, ações que visam provocar transformações nas pessoas e na sociedade, são ações marcadas por finalidades buscadas intencionalmente. Pouco importa que essas finalidades sejam eivadas de ilusões, de ideologias ou de alienações de todo o tipo: de qualquer maneira são ações intencionalizadas das quais a mera descrição objetivada obtida mediante os métodos positivos de pesquisa não consegue dar conta da integralidade de sua significação. O lado visível do agir educacional dos homens fica profundamente marcado por essa construtividade e historicidade da prática humana, e como tal, escapa da normatividade nomotética e de qualquer outra forma de necessidade, seja ela lógica, biológica, física ou mesmo social, se tomado este último aspecto como elemento de pura objetividade. Vale dizer que os fenômenos de natureza política e educacional não se determinam por pura mecanicidade, ou melhor, só *a posteriori* ganham objetividade mecânica, transitiva, mas, a essa altura, já perderam sua significação espeficamente humana. É que eles se dão num fluxo de construtividade histórica, construção esta referenciada a intenções e finalidades que comprometem toda logicidade nomotética de seu eventual conhecimento.

O caráter práxico da educação, ou seja, sua condição de prática intencionalizada, faz com que fique vinculada a significações que não são da ordem da fenomenalidade empírica dessa existência e que devem ser levadas em conta em qualquer análise que se pretenda fazer dela, exigindo diferenciações epistemológicas que interferem em seu perfil cognoscitivo. Educação é prática histórico-social, cujo norteamento não se fará de maneira técnica, como ocorre nas esferas da manipulação do mundo natural, como, por exemplo, naqueles da engenharia e da medicina.

No seu relacionamento com o universo simbólico da existência humana, a prática educativa revela-se, em sua essencialidade, como modalidade técnica e política de expressão desse universo, bem como investimento formativo em todas as outras modalidades de práticas. Como modalidade de trabalho, atividade técnica, essa prática é estritamente cultural, uma vez que se realiza mediante o uso de ferramentas simbólicas. Desse modo, é como prática cultural que a educação se faz mediadora da prática produtiva e da prática política, ao mesmo tempo que responde também pela produção cultural. É servindo-se de seus elementos de subjetividade que a prática educativa prepara-se para o mundo do trabalho e para a vida social.

E os recursos simbólicos de que se serve, em sua condição de prática cultural, são aqueles constituídos pelo próprio exercício da subjetividade, em seu sentido mais abrangente, sob duas modalidades mais destacadas: a produção de conceitos e a vivência de valores. Conceitos e valores são as referências básicas para a intencionalização do agir humano, em toda sua abrangência. O conhecimento é a ferramenta fundamental de que o homem dispõe para dar referências à condução de sua existência histórica. Tais referências se fazem necessárias para a prática produtiva, para a política e mesmo para a prática cultural.

Ser eminentemente prático, o homem tem sua existência definida como um contínuo devir histórico, ao longo do qual vai construindo seu modo de ser, mediante sua prática. Essa prática coloca-o em relação com a natureza, mediante as atividades do trabalho; em relação com seus semelhantes, mediante os processos de sociabilidade; em relação com sua própria subjetividade, mediante sua vivência da cultura simbólica. Mas a prática dos homens não é uma prática mecânica, transitiva, como o é a dos demais seres naturais; ela é uma prática intencionalizada, marcada que é por um sentido, vinculado a objetivos e fins, historicamente colocados.

Além disso, a intencionalização de suas práticas também se faz pela sensibilidade valorativa da subjetividade. O agir humano implica, além de sua referência cognoscitiva, uma referência valorativa. Com efeito, a intencionalização da prática histórica dos homens depende de um processo de significação simultaneamente epistêmico e axiológico. Daí a imprescindibilidade das referências éticas do agir e da explicitação do relacionamento entre ética e educação.

3. A sensibilidade ética, a vivência moral, o imperativo da eticidade são experiências comuns a todas as pessoas, embora se expressando

de formas diferenciadas nas diferentes coordenadas históricas dos grupos humanos

Na esfera da subjetividade, a vivência moral é uma experiência comum a todos nós. Ao que cada um pode observar em si mesmo e ao que se pode constatar pelas mais diversificadas formas de pesquisas científicas e de observações culturais, todos os homens dispõem de uma sensibilidade moral, mediante a qual avaliam suas ações, caracterizando-as por um índice valorativo, o que se expressa comumente ao serem consideradas como boas ou más, lícitas ou ilícitas, corretas ou incorretas. Hoje se sabe, graças às contribuições das diversas ciências do campo antropológico, que muitos dos padrões que marcam o nosso agir derivam de imposições que são de natureza sociocultural, ou seja, os próprios homens, vivendo em sociedade, acabam impondo uns aos outros determinadas normas de comportamento e de ação. Mas a incorporação dessas normas pressupõe uma espécie de adesão por parte das pessoas, individualmente, ou seja, é preciso que elas vivenciem, no plano de sua subjetividade, a força do valor que lhe é, então, imposto. Os usos, os costumes, as práticas, os comportamentos, as atitudes que carregam consigo essas características e que configuram o agir dos homens nas mais diferentes culturas e sociedades constituem a *moral*. A moralidade é fundamentalmente a qualificação desses comportamentos, aquela "força" que faz com que eles sejam praticados pelos homens em função dos valores que essa qualificação subsume. Podemos constatar que é em função desses valores que as várias culturas, nos vários momentos históricos, vão constituindo seus códigos morais de ação, impondo aos seus integrantes um modo de agir que esteja de acordo com essas normas. Mas por mais que se encontre premido por essas normas, o homem defronta-se com a experiência insuperável de que participa pessoalmente da decisão que o leva a agir desta ou daquela maneira, sente-se responsável por sua ação e muitas vezes bem ciente das consequências dela.

Assim, a norma moral tem um caráter imperativo que o impressiona. Os valores morais impõem-se ao homem com força normativa e prescritiva, quase ditando como e quando suas ações devem ser conduzidas. Não segui-las lhe dá a impressão de estar fazendo o que não devia fazer, embora continue com um nível proporcional de liberdade para não fazer como e quando a norma parece lhe impor.

Se toda e qualquer ação do homem dependesse deterministicamente de fatores alheios à sua vontade livre, então não seria o caso de sentir-se responsável por elas; mas, ocorre que, apesar de toda a gama de condicionamentos que o cercam e o determinam, há margem para a intervenção de uma avaliação de sua parte e para uma determinada tomada de posição e de decisão. Goza, por isso, de um determinado campo de liberdade, de vontade livre, de autonomia, não podendo alegar total determinação por fatores externos à sua decisão.

Hoje, os conhecimentos objetivos da realidade humana, proporcionados pelas Ciências Humanas, de modo especial, a Psicologia, a Sociologia, a Economia, a Etologia, a Psicanálise, a Antropologia, a História, permitem identificar com bastante precisão aquelas atitudes que são tomadas por imposição de forças superiores à vontade pessoal. Mas permitem ver igualmente mais claro o alcance da vontade e o nível de arbítrio que dispõe quando se tem de escolher entre várias alternativas, e a possibilidade de saber qual a "melhor" opção cabe em cada caso. Pode-se falar então da *consciência moral*, fonte de sensibilidade aos valores que norteiam o agir humano, análoga à *consciência epistêmica*, que permite ao homem o acesso à representação dos objetos de sua experiência geral, mediante a formação de conceitos. Assim, como tem uma consciência sensível aos *conceitos*, tem igualmente uma consciência sensível aos *valores*.

E do mesmo modo que a Filosofia sempre se preocupou em discutir e buscar compreender como se formam os conceitos, como se pode acessá-los, o que os funda, ela procura igualmente compreender como se justifica essa sensibilidade aos valores. Desenvolveu então uma área específica de seu campo de investigação, no âmbito da axiologia, para conduzir essa discussão: é a *ética*.

Cabe aqui um breve excurso semântico. *Moral* e *ética* são termos com origem etimológica análoga, ética procedendo do grego *ethos* e moral, do latino, *mos*, termos que significam originariamente costume, o agir costumeiro de uma comunidade, que tem uma valoração pelo que representa para essa comunidade. Mas esse primeiro sentido, que se refere ao modo concreto de uma forma de agir ao que é, à dimensão do *ser*, agrega o sentido de um modo que deveria ser, acrescentando-se então a dimensão do *dever-ser*. Por isso, esses termos, seja quando usados como substantivos, seja quando usados como adjetivos, têm seus significados estabelecidos pelo seu contexto no discurso, já que, o mais das vezes, são usados como se sinônimos fossem. Mas, a rigor, *moral*, como conceito, refere-se à relação das ações com os valores que a fundam, mas tais como consolidados num determinado grupo social, não exigindo uma justificativa desses valores que vá além da consagração coletiva em função dos interesses imediatos desse grupo. Estamos então no domínio do que é, de um fato social, sociologicamente apreensível. Já no caso da *ética*, refere-se a essa relação, mas sempre enquanto precedida de um investimento elucidativo dos fundamentos, das justificativas desses valores, independentemente de sua aprovação ou não por qualquer grupo. Estamos agora no domínio do que deve ser, um princípio axiológico, filosoficamente apreensível. Por isso, fala-se de ética em dois sentidos correlatos: de um lado, frisa-se a sensibilidade aos valores, enquanto estes são justificados mediante uma busca reflexiva por parte dos sujeitos; de outro, convencionou-se chamar igualmente de ética a disciplina filosófica que busca elucidar esses fundamentos.

Mas de onde vem o valor dos valores? Onde se funda a consciência moral? Se o homem é um ser histórico em construção, em devir, sem vinculação determinante à essência metafísica e à natureza física, naquilo que lhe é específico, onde ancorar a referência valorativa de sua consciência moral? O valor fundante dos valores que fundam a moralidade é aquele representado pela própria dignidade da pessoa humana, ou seja, os valores éticos fundam-se no valor da existência humana. É em função da qualidade desse existir, delineado pelas características que lhe são próprias, que se pode traçar o quadro da referência valorativa, para se definir o sentido do agir humano, individual ou coletivo.

Ou seja, o próprio homem já é um valor em si, nas suas condições de existência, na sua radical historicidade, facticidade, corporeidade, incompletude e finitude, enfim, na sua contingência.

Assim, a Filosofia, por meio da ética, busca dar conta dos possíveis fundamentos desse nosso modo de "vivenciar" as coisas, tendo sempre em vista que é necessário ir além das justificativas imediatistas, espontaneístas e particularistas das morais empíricas de cada grupo social. A ética coloca-se numa perspectiva de universalidade enquanto a moral fica sempre presa à particularidade dos grupos e mesmo dos indivíduos. Mas é possível encontrar um fundamento universal para os valores éticos? A filosofia ocidental, como mostra sua história milenar, sempre o procurou e continua a procurá-lo dada a permanência das demandas da consciência ética.

4. Todas as concepções éticas vinculam-se sempre com uma concepção da própria condição humana, vinculando assim igualmente os modos de se conceber a finalidade da educação. Atualmente, predomina uma ética praxista a exigir da educação uma maior sensibilidade histórico-social

A ética se constituiu então como área de investigação e de reflexão filosóficas tentando explicar e justificar nossa sensibilidade moral, tentando mostrar onde ela se fundamentava.

Numa primeira fase de sua história, nos períodos abrangidos pela Antiguidade e pela Idade Média, em coerência com a perspectiva metafísica que a Filosofia assumiu, a ética tendeu a encontrar na natureza ontológica do homem esse fundamento. Entendiam os filósofos metafísicos, tanto os gregos como os medievais, que na essência dos seres humanos já estaria inscrita, de maneira estável e permanente, a referência básica dos valores que deveriam nortear suas ações, uma vez que essas características intrínsecas já lhe delineavam o próprio fim de sua existência. É que o homem, como qualquer outro ser, tenderia para a realização de sua própria perfeição, o que se daria mediante o pleno desabrochar dessa sua natureza. A sua consciência moral nada mais é do que a expressão, no plano da subjetividade, daquilo que está presente, de maneira originária, no mais profundo de seu modo de ser.

Esta é a linha básica das *éticas essencialistas*, ou seja, daquelas éticas que vinculam os valores a que nossa consciência é sensível à própria estrutura ontológica de nosso ser, ou seja, à nossa essência. Por essência, os metafísicos entendem o conjunto de características que garantem a identidade de cada ser, integrando-o à sua espécie e distinguindo-o dos entes que pertencem a outras espécies. Por outro lado, na medida em que podemos mapear esta essência mediante o conhecimento, é possível explicitar igualmente os valores que a ela se vinculam e delinear assim o roteiro mais adequado de nossas ações, ao longo de nossa existência. Agindo de acordo com esses valores, nossas ações seriam moralmente boas.

Já na modernidade, no bojo de toda uma revolução epistemológica, a Filosofia se vê levada a buscar outros fundamentos para a eticidade de nosso comportamento. É que à luz das novas conquistas do conhecimento produzido pela humanidade, de modo particular graças à ciência, a ideia de uma essência como natureza permanente do homem não mais se sustenta. Com efeito, de um lado, de um ponto de vista epistemológico, não podemos mais garantir nosso acesso à essência das coisas; delas, nosso equipamento de conhecer só nos revela a fenomenalidade. Ainda que a essência existisse, nós não teríamos como conhecê-la, como chegar a ela; de outro lado, de um ponto de vista da existência real dos homens, fomos levados pela ciência a nos dar conta de sua condição de ser integralmente natural, como sendo fundamentalmente um organismo vivo, regido pelas leis naturais, tanto no plano individual como no plano social, nada garantindo o vínculo dessas condições com uma essência permanente, imutável, imperecível. A realidade imediata do homem era a de um ser natural, compartilhando das mesmas condições de todos os outros seres naturais, não lhe cabendo uma exceção no quadro geral dos seres do universo. Portanto, sua ação também terá a ver tão somente com essa sua naturalidade, sendo bons os valores e as ações que subsidiarem, garantirem e aprimorarem sua existência natural, assegurando-lhe maior funcionalidade.

Entramos assim na fase dos sistemas da *ética naturalista*: valores e fins da ação humana se encontram expressos nas próprias leis naturais que regulam a vida. É bom tudo aquilo que reforçar a vida natural. Aqui se situam os sistemas éticos do naturalismo, do funcionalismo, do positivismo, do pragmatismo, do contratualismo etc., todos modelos cultivados no período moderno de nossa cultura.

Mas a reflexão filosófica contemporânea tende a ver as coisas de modo diferente tanto da metafísica como da ciência moderna, tentando superar tanto a visão essencialista quanto a visão naturalista da ética. Busca equacionar a questão da ética sob o enfoque *praxista*. Isto decorre de um modo igualmente novo de pensar o homem. Embora ele continue sendo entendido como ser natural e dotado de uma identidade subjetiva que lhe permite projetar e antever suas ações, ele não é visto mais nem como um ser totalmente determinado nem como um ser inteiramente livre. Ele é simultaneamente determinado e livre. Sua ação é sempre um compromisso, em equilíbrio instável entre as injunções impostas pela sua condição de ser natural e a autonomia de sujeito capaz de intencionalizar suas ações, a partir da atividade de sua consciência.

O que está em pauta, pois, na reflexão filosófica contemporânea, é *a radical historicidade humana*. O homem visto como ser histórico perde tanto sua fusão com a totalidade metafísica como com a natureza física do mundo. Desse ponto de vista, ele só é especificamente humano quando, em que pesem suas amarras ao mundo objetivo, é capaz de ir se construindo efetivamente mediante sua ação real. Ora, a ética só tem a ver com sua dimensão especificamente humana e é nessa especificidade que ela pode encontrar suas referências.

Assim, a ética contemporânea entende que o sujeito humano se encontra sob as injunções de sua realidade natural e histórico-social, que até certo ponto o conduzem, determinando seu comportamento, mas que é também constituída por ele, por meio de sua prática efetiva. Ele não é visto mais como um sujeito substancial, soberano e absolutamente livre, mas nem como um sujeito empírico puramente natural, escravo dominado pela natureza e pela sociedade. Ele existe concretamente nos dois registros, na medida mesma em que é um sujeito histórico-social, um sujeito cultural. É uma entidade natural histórica, determinada pelas condições objetivas de sua existência, ao mesmo tempo que atua sobre elas por meio de sua práxis.

Ser eminentemente prático, o homem tem sua existência definida como um contínuo devir histórico, ao longo do qual vai construindo seu modo de ser, mediante sua prática. Esta prática o coloca em relação com a natureza, mediante as atividades do trabalho; em relação com seus semelhantes, mediante os processos de sociabilidade; em relação com sua própria subjetividade, mediante sua vivência da cultura simbólica. Sua prática não é mecânica, transitiva, como a prática dos demais seres naturais; mas uma prática intencionalizada, marcada que é por um sentido vinculado a objetivos e fins.

Desse modo, as coisas e situações relacionam-se com nossos interesses e necessidades, através da experiência dessa subjetividade valorativa, atendendo, de uma maneira ou de outra, a uma sensibilidade que temos, tão arraigada quanto aquela que nos permite representar as coisas e conhecê-las mediante os conceitos.

Dessa maneira, a ética só pode ser estabelecida através de um processo permanente de decifração do sentido da existência humana, tal qual ela vai se desdobrando no tecido social e no tempo histórico, não mais partindo de um quadro atemporal de valores, abstratamente concebidos e idealizados. E esta investigação é inteiramente compromissada com as mediações históricas da existência humana, não tendo mais a ver apenas com ideais abstratos, mas também com referências econômicas, políticas, sociais, culturais. Nenhuma ação que provoque a degradação do homem em suas relações com a natureza, que reforce sua opressão pelas relações sociais ou que consolide a alienação subjetiva, pode ser considerada moralmente boa, válida e legítima.

O respeito e a sensibilidade com relação ao eminente valor representado pela dignidade da pessoa humana não tornam nossa postura ética abstrata, idealizada e alienada. Ao contrário, exigem o aguçamento de nossa sensibilidade às condições históricas e concretas de nossa existência, afinal, suas únicas mediações reais. E esse aguçamento exige, por sua vez, o pleno compromisso de aplicação do uso de nossa única ferramenta para a orientação de nossas vidas: o conhecimento que precisa tornar-se, então, competente, criativo e crítico. A mais radical exigência ética que se faz manifesta, neste quadrante de nossa história, para todos os sujeitos envolvidos na e pela educação é, sem nenhuma dúvida, o compromisso de aplicação do conhecimento na construção da cidadania.

Os valores éticos, a que somos sensíveis, como tudo o mais que é humano, se expressam concretamente sob formas culturais. Nem poderia ser diferente, pois é toda a existência humana que necessita de mediações para se efetivar. Mas essa encarnação dos valores morais não elimina seu caráter normativo e prescritivo, quase ditando como nossas ações devem ser praticadas, dizendo-nos o que deve ser feito, mesmo que decidamos não seguir essa orientação. Podemos não seguir a prescrição de nossa consciência valorativa, no caso ética, mas assim fazendo, experimentamos concretamente que nossa ação não é mecânica, que temos uma flexibilidade no direcionamento de nosso agir, mas experimentamos ao mesmo tempo que estamos agindo contra a nossa própria consciência, sentindo-nos inteiramente responsáveis pela nossa decisão, podendo inclusive avaliar suas eventuais consequências. A vivência valorativa abrange a nossa consciência subjetiva com a mesma amplitude de nossa vivência conceitual.

5. A educação só se compreende e se legitima enquanto for uma das formas de mediação das mediações existenciais da vida humana, se for efetivo investimento em busca de melhores condições para o trabalho, para a sociabilidade e para a cultura simbólica. Portanto, só se legitima como mediação para a construção da cidadania. Por isso, enquanto investe, do lado do sujeito pessoal, na construção dessa condição de cidadania, do lado dos sujeitos sociais, deve investir na construção da democracia, que é a qualidade da sociedade que assegura a todos os seus integrantes a efetivação coletiva dessas mediações

Mas quais as relações entre ética e educação? Em primeiro lugar, a questão da moralidade do agir é de caráter universal, ou seja, interessa diretamente a todos os homens, quaisquer que sejam as circunstâncias concretas que constituam suas mediações históricas e sociais. Podem variar os conteúdos dos sistemas éticos, mas todas as comunidades humanas vivenciam, sob formas particularizadas, a sua sensibilidade ética. Assim, variam os sistemas morais, mas não variam a exigência da moralidade e a sensibilidade dos homens aos valores morais.

Desse modo, na perspectiva do modo atual de se conceber a *ética*, ela se encontra profundamente entrelaçada com a *política*, concebida esta como a área de apreensão e aplicação dos valores que atravessam as relações sociais que interligam os indivíduos entre si. Mas a política, por sua vez, está intimamente vinculada à ética, pois ela não pode ater-se exclusivamente a critérios técnico-funcionais, caso em que se transformaria numa nova forma de determinismo extrínseco ao homem, à sua humanidade.

Isto quer dizer que os valores pessoais não são apenas valores individuais, eles são simultaneamente valores sociais, pois a pessoa só é especificamente um ser humano quando sua existência se realiza nos dois registros. Assim, a avaliação ética de uma ação não se refere apenas a uma valoração individual do sujeito; é preciso referi-la igualmente a um índice coletivo.

É pela mediação de sua consciência subjetiva que o homem pode intencionalizar sua prática, pois essa consciência é capaz de elaborar sentidos e de sensibilizar-se a valores. Assim, ao agir, o homem está sempre se referenciando a conceitos e valores, de tal modo que todos os aspectos da realidade envolvidos com sua experiência, todas as situações que vive e todas as relações que estabelece são atravessadas por um coeficiente de atribuição de significados, por um sentido, por uma intencionalidade, feita de uma referência simultaneamente conceitual e valorativa.

É assim que, à luz das contribuições mais críticas da Filosofia da Educação da atualidade, impõe-se atribuir à educação como sua tarefa essencial à construção da cidadania. A educação já se deu outrora como objetivo a busca da perfeição humana, idealizada como realização da essência do homem, de sua natureza; mais recentemente, esta perfeição foi concebida como plenitude da vida orgânica, como saúde física e mental. Hoje, no entanto, as finalidades perseguidas pela educação dizem respeito à instauração e à consolidação da condição de cidadania, pensada como qualidade específica da existência concreta dos homens, lembrando-se sempre de que essa é uma teleologia historicamente situada.

À educação cabe, como prática intencionalizada, investir nas forças emancipatórias dessas mediações, num procedimento contínuo e simultâneo de denúncia, desmascaramento e de superação de sua inércia de entropia, bem como de anúncio e instauração de formas solidárias de ação histórica, buscando contribuir, com base em sua própria especificidade, para a construção de uma humanidade renovada. Ela deve ser assumida como prática simultaneamente técnica e política, atravessada por uma intencionalidade teórica, fecundada pela significação simbólica, mediando a integração dos sujeitos educandos nesse tríplice universo das mediações existenciais: no universo do trabalho, da produção material, das relações econômicas; no universo das mediações institucionais da vida social, lugar das relações políticas, esfera do poder; no universo da cultura simbólica, lugar da experiência da identidade subjetiva, esfera das relações intencionais. Em suma, a educação só se legitima intencionalizando a prática histórica dos homens...

Concluindo: o domínio do saber teórico, a apropriação da habilitação técnica e a sensibilidade ao caráter político das relações sociais, constitutivos da formação do educador, e as condições necessárias para sua futura atuação profissional só se consolidam se soldadas, se articuladas pela dimensão ética. O envolvimento pessoal, a sensibilidade ética do educador, estão radicalmente vinculados a um compromisso com o destino dos homens

Se fica clara a dimensão ética no processo da formação humana, não é nada evidente quando se indaga como despertar nos educandos e nos educadores, em processo de formação, essa sensibilidade ética. Seria a ética ensinável? Como se dá a transposição didática no caso da ética? Teria ela um conteúdo disciplinar como todas as demais disciplinas, que pudesse ser repassado aos aprendizes, num contexto de ensino formal?

As coisas não parecem nada simples e fáceis de ser equacionadas. Os sujeitos educandos já chegam à escola plenamente envolvidos por uma moral, ou seja, acolhem e aplicam em seu agir aqueles valores consagrados pelo seu grupo social, da família aos grupos mais amplos. Essa moral se propaga espontaneamente mediante processos interativos do convívio humano. Assim, os educandos trazem incorporados valores morais advindos das religiões, das ideologias, do senso comum, que impregnam seu meio sociocultural, numa palavra, valores gestados e vigentes no seio de sua cultura concreta. Mas o problema é que estes valores morais nem sempre são éticos, ou seja, confundem-se com interesses particulares, do próprio indivíduo ou de seu(s) grupo(s), não correspondendo aos interesses comuns, levando por isso, muitas vezes, ao desrespeito pela dignidade humana. É por isso mesmo que a educação tem o compromisso de elevar o educando de sua condição de indivíduo condicionado à condição de pessoa autônoma, precisa levá-lo a reavaliar os valores de sua moral, para que possa assumir valores éticos em seu agir.

Diante da dificuldade de realizar esse processo via ensino disciplinar, muitos gestores do sistema educacional, assim como outros tantos teóricos da educação, têm defendido a proposta de uma educação transversal dos valores, particularmente dos valores éticos. Como se trata mais de uma postura, de uma atitude do que de um conteúdo, tendo mais a ver com o sentir do que com o saber, a intervenção pedagógica da ética deveria distribuir-se capilarmente por todas as disciplinas.

A prática educativa, no concernente a sua responsabilidade na formação ética dos estudantes, em qualquer nível e modalidade de ensino, é realmente muito complicada. De um lado, é mesmo verdade que não basta conhecer os valores para aplicá-los, agindo bem, de forma ética, em que pese a clássica argumentação socrática. De outro lado, a educação não deve impor, via mecanismos opressores, os valores consagrados pelas morais históricas, pois assim fazendo, não cria condições para que os estudantes construam, vivenciem, sua autonomia pessoal. Toda imposição ideológica e doutrinária aliena, submete, oprime. A escola não pode agir como uma igreja ou como um partido. Por isso mesmo, em que pesem todas as limitações, a mediação para a formação ética dos aprendizes passa necessariamente pelo esclarecimento, ou seja, embora não baste saber, é preciso compreender. Compreender aqui significa vivenciar um saber que não apenas toca o intelecto, mas também move a vontade, desvelando um sentido valorativo, despertando a sensibilidade ao nexo desse valor ao valor da dignidade humana. Daí a função pedagógica da Filosofia, de modo geral, e da ética, como disciplina filosófica, de modo particular. Por isso, a exigência da transversalidade da postura ética (que atravessa todas as dimensões da nossa existência) não pode ser entendida ou alcançada osmoticamente pela influência difusa das diferentes disciplinas. Embora se espere dos professores de todas as disciplinas de um currículo que sejam testemunhas vivas da dimensão ética, não cabe às suas disciplinas a responsabilidade pelo esclarecimento sistemático da significação dos valores éticos.

A identidade específica do educador e do educando, a ser construída para o enfrentamento dos desafios históricos lançados na atualidade, se apoia no tripé formado pelo domínio do saber teórico, pela apropriação da habilitação técnica e pela sensibilidade ao caráter político das relações sociais. Mas essas três dimensões só se consolidam se soldadas, se articuladas pela dimensão ética. O envolvimento pessoal, a sensibilidade ética do educador estão radicalmente vinculados a um compromisso com o destino dos homens. É à humanidade que cada um tem que prestar contas. Por isso mesmo, é que o maior compromisso ético é ter compromisso com as responsabilidades técnicas e com o engajamento político. Trata-se, pois, para todos os homens de vincular sua responsabilidade ética à responsabilidade referencial de construção de uma sociedade mais justa, mais equitativa, vale dizer, uma sociedade democrática, constituída de cidadãos participantes em condições que garantam a todos os bens naturais, os bens sociais e os bens simbólicos, disponíveis para a sociedade concreta em que vivem, e a que todos têm direito, em decorrência da dignidade humana de cada um.

Leituras complementares

ALTHUSSER, Louis. *Ideologia e aparelhos ideológicos do Estado.* São Paulo: Martins Fontes, s.d.

COVRE, M. de Lourdes M. *O que é cidadania.* São Paulo: Brasiliense, 1991.

_____. *Educação, tecnocracia e democratização.* São Paulo: Ática, 1990.

FERREIRA, Nilda T. *Cidadania:* uma questão para a educação. Rio de Janeiro: Nova Fronteira, 1993.

GRAMSCI, Antonio. *Os intelectuais e a organização da cultura.* Rio de Janeiro: Civilização Brasileira, 1968.

MARX, K.; ENGELS, F. *A ideologia alemã.* Lisboa: Presença, 1976. 2 v.

NOVAES, Adauto (Org.). *Ética.* São Paulo: Companhia das Letras/Secretaria Municipal da Cultura, 1992.

PEREIRA, Otaviano. *O que é moral.* São Paulo: Brasiliense, 1991.

RIOS, Terezinha A. *Ética e competência.* 6. ed. São Paulo: Cortez, 1997.

SEVERINO, Antônio J. *Educação, ideologia e contraideologia.* São Paulo: EPU, 1986.

_____. A formação profissional do educador: pressupostos filosóficos e implicações curriculares. *Revista da Ande,* n. 17, p. 29-40, jun. 1991.

_____. *Filosofia.* São Paulo: Cortez, 1992. (Col. Magistério.)

_____. A escola e a construção da cidadania. In: VÁRIOS. *Sociedade civil e educação.* Campinas: Papirus, 1992. p. 9-14. (Coletânea CBE.)

_____. *Filosofia da educação.* São Paulo: FTD, 1994. (Col. Ensinar & Aprender.)

SILVA, Sônia I. *Valores em educação*: o problema da compreensão e da operacionalização dos valores na prática educativa. Petrópolis: Vozes, 1986.

VÁRIOS. *Moral e sociedade*. Rio de Janeiro: Paz e Terra, 1982.

VASQUEZ, Adolfo. *Filosofia da práxis*. Rio de Janeiro: Paz e Terra, 1968.

_____. *Ética*. 2. ed. Rio de Janeiro: Paz e Terra, 1975.

LEIA TAMBÉM

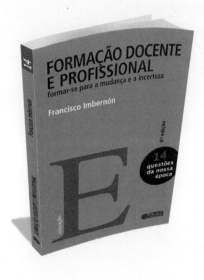

▶ **FORMAÇÃO DOCENTE E PROFISSIONAL**

Franscisco Imbernón

Questões da nossa época - vol. 14

8ª edição (2010)
128 páginas
ISBN 978-85-249-1630-4

A escola, a profissão docente e a formação inicial e permanente dos professores são analisadas neste livro, que oferece elementos para abandonar o conceito de professor(a) tradicional, acadêmica ou enciclopedista, bem como o de especialista/técnico, cuja função primordial é transmitir conhecimento aplicando, de forma mecânica, receita e procedimento de intervenção planejados e oferecidos a partir de fora. O professor, em conjunto com a escola e a comunidade que a envolve, deve ter um papel mais ativo no planejamento, desenvolvimento, avaliação e reformulação de estratégias e programas educacionais, para que a instituição educativa possa de fato educar na vida e para a vida.

LEIA TAMBÉM

▶ **PROFESSORES REFLEXIVOS EM UMA ESCOLA REFLEXIVA**

Isabel Alarcão

Questões da nossa época - vol. 8

7ª edição (2010)
112 páginas
ISBN 978-85-249-1598-7

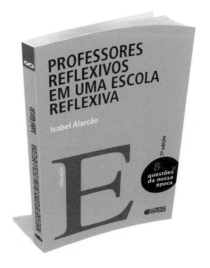

Atualmente vivemos os vários desafios que se estão colocando à escola e que exigem que esta se pense a si própria, ou que se assuma como "escola reflexiva" e seja gerida como tal. Neste livro, a autora reafirma a necessidade do pensamento crítico e acentua a dimensão coletiva da atividade dos professores. Enuncia as características distintivas do conhecimento destes profissionais da educação que assume como quadro de referência para a sua formação e o seu desenvolvimento. Mas não esquece os alunos nem a sua posição, bem como a dos professores e a da escola, perante as exigências da sociedade da informação, do conhecimento e da aprendizagem.